医療・介護経営のポイントと改善アドバイス

総合医業研究会 編集

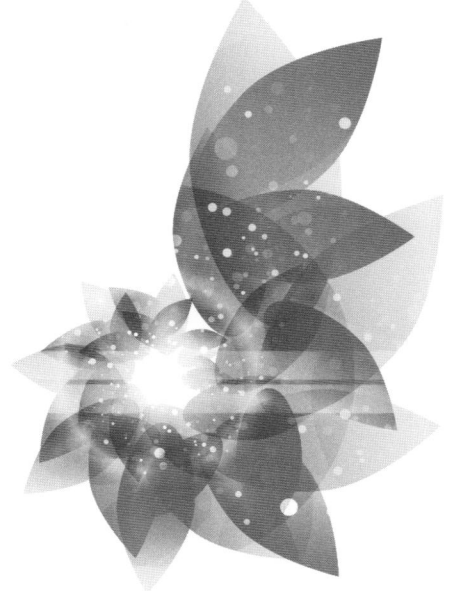

ビジネス教育出版社

はしがき

　わが国では、超高齢化社会の進展に伴い、医療・介護に関するニーズは拡大し続けており、また、政府の成長戦略における重点分野としての位置付けから、医療・介護業界は成長産業として注目されています。一方、財政健全化に向けて社会保障費の抑制が避けられない課題として挙げられていることから、近年の医療・介護報酬改定は医療機関・介護事業者にとっては非常に厳しい内容になっています。

　さらに、医療・介護・予防・住まい・生活支援が一体的に提供される「地域包括ケアシステム」の推進が2014年度からスタートしており、団塊の世代が75歳以上となる2025年に向けて、医療・介護の関係機関が連携して包括的かつ継続的な在宅医療・介護の提供を行うことが求められています。

　このような医療・介護業界については金融機関も高い関心を寄せており、取引推進を強化する動きが目立ってきています。しかし、国の政策の影響を多分に受ける業界であり、一般事業法人との取引に比べ、専門的な知識が必要となります。

　本書はこのような状況を踏まえ、主として金融機関の担当者が医療・介護業界と取引を行う際に知っておきたい最新の基礎知識から経営改善のためにアドバイスできる事項、融資の際にチェックすべき点などを、現場の目線でわかりやすく解説した書として発刊するものです。

　資金需要、与信判断といったお金にまつわる問題だけでなく、事業計画、人事制度や事業承継など、医療・介護事業の"経営"に関するテーマを幅広く収録しています。

　執筆者はいずれも医業経営のコンサルティングに専門的に取り組む、医業経営コンサルタントや税理士・公認会計士による全国組織「総合医業研究会」のメンバーです。同会は融資の相談から金融機関との交渉までの諸手続代行や、毎月の経営診断による長期的かつ万全なサポートを行っている、医療・介護業界の現場に精通したプロ集団です。

　本書が金融機関の担当者をはじめ、医療機関・介護事業の経営者やコンサルティングに携わる方々のお役に立つことができれば、執筆者全員にとってこれ以上の喜びはありません。

2015年8月

　　　　　　　　　　　　　　　　総合医業研究会　会長　　内藤　博次

目　次

第1章
医療・介護業界の基礎知識

- Q1　医療機関・介護事業者を取り巻く環境は？……………………… 2
- Q2　社会保障制度改革に伴う医療・介護業界の対応は？…………… 4
- Q3　病院と診療所の違いは？…………………………………………… 7
- Q4　医療法人とは？……………………………………………………… 9
- Q5　介護保険サービス別にみた介護事業の種類は？……………… 12
- Q6　社会保険診療報酬の仕組みは？………………………………… 14
- Q7　介護報酬の仕組みは？…………………………………………… 16
- Q8　最近の医療・介護報酬改定のポイントは？…………………… 18
- Q9　地域包括ケアシステムとは？…………………………………… 22
- Q10　社会福祉法人制度の特徴は？…………………………………… 26
- Q11　介護保険制度以外の介護サービスにはどのようなものが
　　　あるか？………………………………………………………… 28

第2章
医療・介護業界の経営に役立つ情報提供とアドバイス

- Q1　都道府県医療計画の動向は？…………………………………… 32
- Q2　市町村の策定する介護保険事業計画とはどういうものか？…… 34
- Q3　他の地域医療機関・介護施設の賃金動向をどう調べるか？…… 38
- Q4　他の地域医療機関・介護施設の経営改善事例をどう伝えるか？… 40
- Q5　経営方針の策定はどのように行うのか？……………………… 42
- Q6　資金計画はどう作成するか？…………………………………… 44
- Q7　人事制度の見直しはどのようにアドバイスすべきか？……… 48

目 次

第3章
融資ニーズの早期把握と掘り起こし・提案
～医療・介護事業者の資金需要

- Q1 貸借対照表から見る資金需要は？……………………………… 52
- Q2 損益計算書から見る資金需要は？……………………………… 55
- Q3 建物・設備に関連する資金需要にはどのようなものがあるか？… 57
- Q4 医療機器の強化・更新に伴う資金需要にはどのようなものがあるか？…………………………………………………………… 59
- Q5 人的資源に関わる資金需要にはどのようなものがあるか？…… 64
- Q6 生産性向上のための資金需要にはどのようなものがあるか？… 66
- Q7 事業承継に伴う資金需要にはどのようなものがあるか？……… 69
- Q8 診療報酬債権の流動化の手法とその活用方法は？…………… 72
- Q9 医療機関債の発行による資金調達とは？……………………… 75
- Q10 資金需要に関して医師等からよく質問されるのはどのようなことか？……………………………………………………………… 78

第4章
与信判断における決算書のチェックポイント

- Q1 医療機関・介護事業者の決算書の特徴と読み方のポイントは？…82
- Q2 医療機関の収益はどこがチェックポイントになるか？………… 86
- Q3 介護事業者の収益はどこがチェックポイントになるか？……… 90
- Q4 材料費はどこがチェックポイントになるか？…………………… 92
- Q5 人件費はどこがチェックポイントになるか？…………………… 94
- Q6 設備費はどこがチェックポイントになるか？…………………… 97
- Q7 広告宣伝費はどこがチェックポイントになるか？……………… 99
- Q8 水道光熱費はどこがチェックポイントになるか？…………… 102
- Q9 業務委託費はどこがチェックポイントになるか？…………… 106

第5章
独立、新規開業に向けたアドバイス

- Q1 診療所の事業計画策定の手順はどうなるか?……………… 112
- Q2 介護事業の事業計画策定の手順はどうなるか?…………… 116
- Q3 介護サービス事業の選定のポイントは?…………………… 118
- Q4 診療所の立地選定のポイントは?…………………………… 120
- Q5 介護事業者の立地選定のポイントは?……………………… 125
- Q6 事業計画策定のポイントは?………………………………… 127
- Q7 設備投資計画のポイントは?………………………………… 131
- Q8 募集・採用時のポイントは?………………………………… 133
- Q9 事業計画の効果的実行方法は?……………………………… 135
- Q10 事業計画の評価はどうしたらよいか?……………………… 137
- Q11 事業計画実行後の改善はどうしたらよいか?……………… 139

第6章
診療科目別に見た診療所の特徴と経営のポイント

- Q1 内科診療所の特徴と経営のポイントは?…………………… 142
- Q2 小児科診療所の特徴と経営のポイントは?………………… 147
- Q3 外科診療所の特徴と経営のポイントは?…………………… 150
- Q4 整形外科診療所の特徴と経営のポイントは?……………… 152
- Q5 精神科診療所の特徴と経営のポイントは?………………… 155
- Q6 産婦人科診療所の特徴と経営のポイントは?……………… 157
- Q7 耳鼻咽喉科診療所の特徴と経営のポイントは?…………… 160
- Q8 眼科診療所の特徴と経営のポイントは?…………………… 163
- Q9 皮膚科診療所の特徴と経営のポイントは?………………… 166
- Q10 泌尿器科診療所の特徴と経営のポイントは?……………… 169
- Q11 歯科診療所の特徴と経営のポイントは?…………………… 171
- Q12 調剤薬局の特徴と経営のポイントは?……………………… 174

目　次

第7章
介護保険サービス別に見た介護事業の特徴と経営のポイント

- Q1　居宅介護支援事業とはどのようなものか？……………………… 178
- Q2　訪問介護事業とはどのようなものか？…………………………… 181
- Q3　訪問看護事業とはどのようなものか？…………………………… 185
- Q4　通所介護事業とはどのようなものか？…………………………… 189
- Q5　通所リハビリテーション事業とはどのようなものか？………… 193
- Q6　短期入所生活介護事業（ショートステイ）とはどのようなものか？………………………………………………………………… 197
- Q7　有料老人ホームとはどのようなものか？………………………… 201
- Q8　サービス付き高齢者向け住宅とはどのようなものか？………… 203
- Q9　地域密着型サービスとはどのようなものか？…………………… 205
- Q10　グループホームとはどのようなものか？………………………… 208
- Q11　小規模多機能型居宅介護とはどのようなものか？……………… 211
- Q12　地域密着型特別養護老人ホームとはどのようなものか？……… 215
- Q13　介護老人福祉施設とはどのようなものか？……………………… 218
- Q14　介護老人保健施設とはどのようなものか？……………………… 221
- Q15　介護療養型医療施設とはどのようなものか？…………………… 224

第8章
病院・診療所の事業承継

- Q1　病医院の事業承継対策のポイントは？…………………………… 228
- Q2　親族間の事業承継のポイントは？………………………………… 231
- Q3　勤務医師への事業承継のポイントは？…………………………… 234
- Q4　M&Aでの事業承継のポイントは？……………………………… 236
- Q5　持分ありの医療法人の第三者への事業承継のポイントは？…… 239
- Q6　持分の定めのない医療法人への移行促進とは？………………… 240
- Q7　基金拠出型医療法人の設立又は移行による事業承継とは？…… 242

Q8　一人医師医療法人承継時の持分払戻し・譲渡とは？……………244
Q9　医業継続にかかる相続税・贈与税の納税猶予制度とは？………246
Q10　合併による事業承継のポイントは？………………………………248

第9章
医療機関・介護施設の新規開業の傾向と金融機関の融資取組み事例

Q1　医療機関の新規開業に対する金融機関の融資取組み姿勢は？…250
Q2　今後の開業傾向は？……………………………………………………252
Q3　銀行の融資枠で必要資金が調達できない場合は？………………254
Q4　福祉医療機構の融資制度とは？……………………………………256
Q5　金利以外で有利な条件とは？………………………………………258
Q6　個人が共同経営の診療所を開設する場合は？……………………260

〈参考資料〉医療法改正の変遷 ……………………………………………262

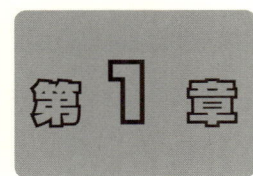

医療・介護業界の基礎知識

Chapter 1

Q1 医療機関・介護事業者を取り巻く環境は？

A 日本では国民の高齢化による医療需要の変化と介護需要の増大を背景に、供給側である医療・介護業界の再構築が求められています。ただし、全国の都市部と過疎地の需要には差があり、かつ同じ都市部又は過疎地といっても地域によって供給体制に差があるため、医療機関・介護事業者が対応すべき課題も一様ではありません。

解　説

1．2025年問題と将来人口

　団塊の世代が2025（平成37）年にかけて75歳以上の後期高齢者になるため、制度面においても経済面においても需要と供給のバランスに重大な関心が持たれています。総務省統計局の「人口の推移と将来人口」によれば、今後25年の間に0～64歳人口は毎年約100万人減少し、65歳以上人口は毎年約30万人増加します。結果として2,500万人以上の人口が減少するという構造の変化（少子高齢化）が進み、今世紀末には5,000万人台になることが予想されています。

2．需要と供給

　需要は人口・年齢などからおおよそ予想することができますが、一方で供給である医療・介護は労働集約的なサービスであるため、人を採用・教育しておかなければ対応はできません。労働人口、労働環境といった問題も同時にクリアしてはじめて供給が可能となることも忘れてはなりません。たとえば、東京では今の供給体制では今後の需要に対応しきれないことがわかっています。医療機関・介護事業者は厚生労働省の資料により都道府県別に人口動態、介護需要、介護従事者の実態を調べたり、全国の二次医療圏ごとに医

療と介護の需給バランスを研究した資料などを参考に経営方針を考えることが大切です。

3. 診療報酬・介護報酬の改定

　診療報酬の改定は原則として2年に一度行われ、前回は2014（平成26）年4月に行われたので次回は2016（平成28）年4月の予定です。介護報酬の改定は介護保険法により3年に一度行われ、今年〔2015（平成27）年〕4月に実施されました。診療報酬と介護報酬の改定の最小公倍数年が同時改定といわれ、次の同時改定は2018（平成30）年度に行われますが、医療計画、介護事業計画、医療費適正化計画なども一斉に見直す時期にあたり、大きな節目の時期になると思われます。

　このように頻繁に改定される報酬改定に対応することも必要ですが、理念とともに中長期的視野をもった経営が望まれます。

Q2 社会保障制度改革に伴う医療・介護業界の対応は？

A 社会保障制度改革国民会議の報告書〔2013（平成25）年8月6日〕では「少子化対策」「医療保険制度」「介護保険制度」「公的年金制度」の各分野について改革の方向性が示されています。医療・介護業界の対応については報告書が示す改革の方向性に対応していくことが大切です。

解説

1. 改革の方向性

社会保障制度改革国民会議報告書のなかで、医療・介護分野の改革の方向性として注目すべき点は以下のとおりです。
- ○「病院完結型」から、地域全体で治し、支える「地域完結型」へ
- ○受け皿となる地域の病床や在宅医療・介護を充実
- ○川上（高度急性期）から川下（在宅介護）までのネットワーク化
- ○地域ごとの医療、介護、予防に加え、本人の意向と生活実態に合わせた切れ目のない継続的な生活支援
- ○サービスや住まいも提供されるネットワーク（地域包括ケアシステム）の構築
- ○国民の健康増進、疾病の予防及び早期発見等を積極的に促進する

とりわけ医療分野については2014（平成26）年度から病床の役割の分化・連携強化、在宅医療の推進、地域包括ケアシステムの推進が本格的に実施されています。

2. 病床の役割の分化

そもそも日本は先進諸外国と比較しても人口当たりの病床数が2～3倍多いとされています。逆に、その影響もあり病床当たりの看護職員数は2分の

1から5分の1と少ない状況です。人口構造の変化、核家族化、高齢化とともに「社会的入院」が問題となり始めた頃から国民の「病院」に対する概念・感覚も変化し「自宅へ戻るまで入院しているところ」から「手術、治療を施すところ」となり、国民医療費の抑制の必要性も相まって、今日の「病床の役割の分化」へと方向性が示されました。病床を機能別に分けることで病院完結型から地域で完結する形に変えようとする政策ですが、医療現場としては日本中のベッドが減らされることに対応する必要があります。

3. 難解な病床区分

病床とは病院や診療所の入院ベッドのことですが、医療法で定められた病床区分は①精神病床、②感染症病床、③結核病床、④療養病床、⑤一般病床の5つだけです。

ところが、病床の役割の分化の観点では患者の状態に応じた呼び方で①高度急性期、②急性期、③回復期、④慢性期と区分されることが多く混同しやすいところです。さらに、診療報酬による機能分化の観点からは①7対1、②10対1、③亜急性期、④回復期……などと病院単位、病棟単位で区分が行われます。厚生労働省から公表される図表なども複数の観点を1つの図表に示したものが多くあり、どの観点からの分類なのかを理解しておく必要があります。

4. 連携と在宅

日本では歴史的に感染症や急性疾患に対応する病院を中心とした医療でしたが、疾病構造の変化や高齢化に伴い慢性期の療養により重点を置いた医療が必要になってきました。生、老、病、死という人間の変化に伴う切れ目のないサービスを提供するには、医療と介護が連携をする必要があります。病診連携、診診連携などがすでに行われていますが、「地域」を一つの枠組みとしてそのなかで完結しようとする方向性が示されています。医療機関や介護事業の事業主体としては、川上から川下まで施設を揃えて法人内で切れ目のないサービスを提供する経営形態や、一つの施設を整備して他の法人と連

携する経営形態などさまざまな組合せが考えられます。
　一般的に施設よりも在宅のほうが国の予算に負担をかけない、特に病院での終末期の医療には多額の費用が必要になるため、できる限り在宅で看取りができるような政策誘導が予想されていますので、これに対する経営を考えていく必要があります。

5. 地域包括ケアシステム

　この政策が文字通りシステムとして地域でうまく機能するかどうかは、医療・介護等の連携がうまくできるか否かにかかっています。これについては本章 Q9 で詳しく述べます。

Q3 病院と診療所の違いは？

A　「20人以上の患者を入院させるための施設を有するもの」が病院で、「患者を入院させるための施設を有しないもの又は19人以下の患者を入院させるための施設を有するもの」が診療所と定められています。

解説

1．病床基準

　正確な定義は上記のとおり医療法第1条の5に定められていますが、通常は20床以上の入院ベッドを有するものが病院で、19床以下の入院ベッドを有するものが診療所と定義されています。

　医院やクリニックは診療所とほぼ同義で使われているようです。多くの診療所は入院させる施設を有していない無床診療所であり、1～19人を入院させる施設を有している診療所を有床診療所と言います。診療所は、医科診療所と歯科診療所に分かれ、病院はその有する病床や病棟の種類によって、また病院の機能によって一般病院、精神科病院、結核病院（結核療養所）、感染症病院などがあります。

　また、開設主体により大学病院、国立病院、市民病院などと呼ぶこともあります。

　なお、病床の保有は知事による許可制です。地域医療計画によって基準病床数の定めがあるので、増床は許可されないことがありますが、一般病床から療養病床への変更やその逆の変更は増床には当たりません。

2．人員基準

　診療所には医師が1人必要と定められていますが、看護師や薬剤師の必要最低人数は定められていません。これに対して病院は医療法で人員基準が規

定されているので、どのような病院でありたいのかによってその基準を満たす人員を確保する必要があります。たとえば一般病院は入院患者16人に対して医師が1人、看護師及び準看護師は3人に1人、薬剤師は70人に1人必要です。

　※　診療報酬の評価のための人員基準はさらに細かく分かれています。

第1章 医療・介護業界の基礎知識

Q4 医療法人とは？

A 病院や診療所（歯科診療所を含む）は個人でも開設できますが、医療法の規定によってこれを社団又は財団の法人とすることができます。法人の設立には複数の都道府県に施設がまたがる場合は厚生労働大臣、1都道府県の場合は都道府県知事の認可が必要です。個人に比べて法人のほうが地域医療に対して継続的に安定した医療を提供することができるとされています。

解 説

1. 医療法人の数

1950（昭和25）年に医療法人制度が施行され、当初は「病院又は医師若しくは歯科医師が常時3人以上勤務する診療所であること」が要件でしたが、1985（昭和60）年の改正で、医師若しくは歯科医師が1人又は2人勤務でも設立できるようになり、現在では日本全国で約5万6,000施設の医療法人が存在します。

「医療施設動態調査（平成27年5月末概数）」によれば、日本全国に病院が8,484施設あり、そのうち医療法人立が67％、個人立は3％、国立や公的医療機関等が19％、その他が10％です。これに対し診療所（歯科診療所を含む）は約16万9,000施設ありますが、そのうち医療法人立が32％、個人立が58％、国立や公的医療機関等が3％、その他が7％です。

2. 医療法人の種類

医療法人にはさまざまな種類があり、第5次医療法改正（p.262参照）後の現在は次ページの図のとおりです。

平成19年4月1日以降設立の医療法人は持分のないものとなっています。それ以前に設立したもので持分なし医療法人に移行していない法人は「経過

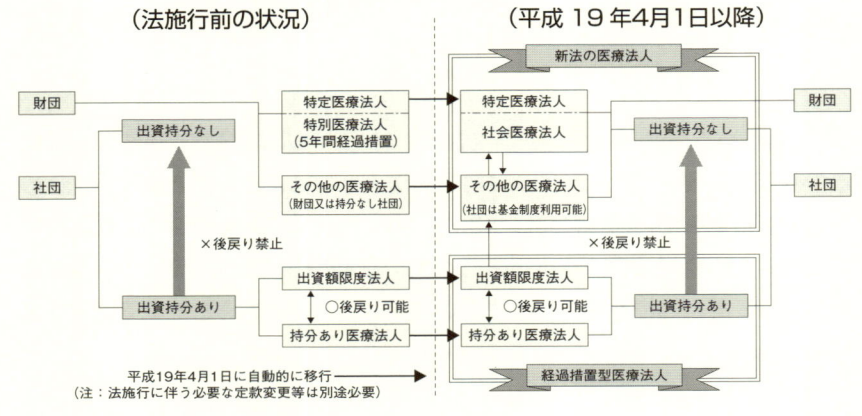

出所：厚生労働省ホームページ

措置型医療法人」といい、厚生労働省は認定医療法人制度などを活用して持分なしの医療法人に移行するように促しています。

3. 法人税率

医療法人の税率は一律に低いわけではなく、経過措置型医療法人も平成19年4月1日以降設立の医療法人も法人税率は通常の営利法人と同じですが、租税特別措置法により国税庁長官の承認を得た特定医療法人は軽減税率が適用されます。また、新しく2008（平成20）年から認定され始めた社会医療法人は医療保健業を行う範囲では法人税を課税されることなく、収益事業を行った場合も軽減税率が適用されます（この社会医療法人は2015（平成27）年1月現在で238法人が認定されています）。

法人税の税率と個人所得税の税率との比較では、平成27年4月1日現在、個人所得税の最高税率は45％、法人税の税率は23.9％と個人所得税のほうが高くなっています。

4. 法人化のメリットとデメリット

(1) メリット

個人診療所から法人組織に変更することで一般的にメリットとしてあげられるのは、次のようなことです。

① 事業承継がスムーズに行える。
② 経営基盤が安定するので、働く医師や看護師に安心感を与えられ、採用も有利となる。
③ 税制特例を活用することで節税が可能となる。
④ 介護老人保健施設、看護師学校などの運営も可能となる。
⑤ 介護事業を営むには原則として法人であることが必要である。

(2) デメリット

交際費の一部が損金不算入となることや、社会保険加入が義務となることが一般にデメリットとされていますが、そのことをデメリットとして評価するかどうかは意見が分かれるところです。

5. 地域医療連携推進法人制度（仮称）

「日本再興戦略」改定2014（平成26年6月24日閣議決定）では「非営利ホールディングカンパニー型法人制度」として複数の医療法人や社会福祉法人等の連携を前提とした法人の検討が求められましたが、「地域医療連携推進法人（仮称）の創設及び医療法人制度の見直しについて」〔2015（平成27）年2月9日〕において、一般社団法人のうち一定の基準に適合するものということで公表されました。

Q5 介護保険サービス別にみた介護事業の種類は？

A 介護サービス事業は大きく分けると①居宅サービス、②施設サービス、③地域密着サービスに分類できますが、介護保険法に基づくサービスは全部で24種類52サービスがあります。

解説

介護保険法では、介護サービスの種類ごとに次のように分類します。
① 指定居宅サービス事業者
② 指定地域密着型サービス事業者
③ 指定居宅介護支援事業者
④ 介護保険施設
⑤ 指定介護予防サービス事業者
⑥ 指定地域密着型介護予防サービス事業者
⑦ 指定介護予防支援事業者

各類型のなかでさらに詳細に分類されています。
また、利用者の視点から次のように分類することもあります（カッコ内は通称名）。
① 介護の相談・ケアプラン作成
居宅介護支援
② 自宅に訪問
訪問介護（ホームヘルプ）、訪問入浴、訪問看護、訪問リハビリテーション、夜間対応型訪問介護、定期巡回・随時対応型訪問介護看護
③ 施設に通う
通所介護（デイサービス）、通所リハビリテーション（デイケア）、療養通所介護、認知症対応型通所介護
④ 訪問・通い・宿泊を組み合わせる

小規模多機能型居宅介護、複合型サービス
⑤　短期間の宿泊
短期入所生活介護（ショートステイ）、短期入所療養介護
⑥　施設等で生活
介護老人福祉施設（特別養護老人ホーム）、介護老人保健施設、介護療養型医療施設、特定施設入居者生活介護（有料老人ホーム、軽費老人ホーム）
⑦　地域密着型サービス
認知症対応型共同生活介護（グループホーム）、地域密着型介護老人福祉施設入所者生活介護、地域密着型特定施設入居者生活介護
⑧　福祉用具を使う
福祉用具貸与、特定福祉用具販売

Q6 社会保険診療報酬の仕組みは？

A 診療報酬とは、保険医療機関及び保険薬局が保険医療サービスに対する対価として保険者から受け取る報酬です。

解説

　保険医療機関及び保険薬局の診療報酬は、医師又は歯科医師や看護師その他の医療従事者の技術・サービスの評価と薬剤、診療材料等の物の価格評価（医薬品については薬価基準で価格を決定）により算定されます。

　日本では、国民皆保険制度を採用し、厚生労働省が告示する診療報酬点数表に基づき（1点10円）診療報酬が算定されます。

　なお、診療報酬は、厚生労働大臣が中央社会保険医療協議会に諮問しその答申により決定され、原則として2年に一度改定が行われます。最近では2014（平成26）年に改定されています。

第1章　医療・介護業界の基礎知識

<保険診療の概念図>

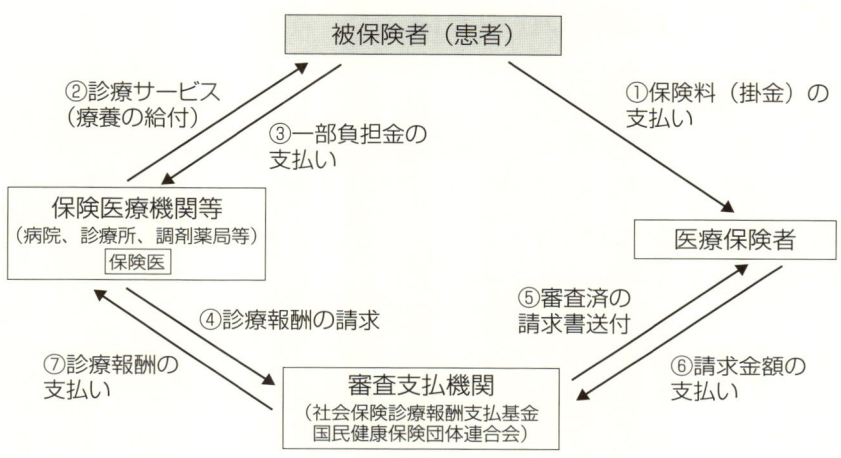

　診療報酬は、まず医科、歯科、調剤報酬に分類される。
　具体的な診療報酬は、原則として実施した医療行為ごとに、それぞれの項目に対応した点数が加えられ、1点の単価を10円として計算される(いわゆる「出来高払い制」)。例えば、盲腸で入院した場合、初診料、入院日数に応じた入院料、盲腸の手術代、検査料、薬剤料と加算され、保険医療機関は、その合計額から患者の一部負担分を差し引いた額を審査支払機関から受け取ることになる。

(出所) 厚生労働省ホームページ

Q7 介護報酬の仕組みは？

A 介護報酬とは、事業者が利用者（要介護者又は要支援者）に介護サービスを提供した場合に、その対価として事業者に支払われるサービス費用をいいます。

解説

　介護報酬は各介護サービスごとに設定されており、各サービスの基本的なサービス提供に係る費用に加えて、各事業所のサービス提供体制や利用者の状況等に応じて加算・減算される仕組みとなっています。なお、介護報酬は、介護保険法上、厚生労働大臣が、社会保障審議会（介護給付費分科会）の意見を聞いて定めることとされています。介護報酬の改定は、原則として3年に一度行われます。最近では2015（平成27）年に改定されています。

　介護報酬は、サービスの内容、事業所の所在する地域等を勘案し、サービス等に要する平均的な費用を勘案して設定するものとされています。具体的には、地域ごとの人件費の地域差を調整するため、地域区分を設定し、1単位10円を基本として、地域別・サービス別に1単位当たり単価を割増しています。

第1章　医療・介護業界の基礎知識

<介護報酬支払いの流れの図>

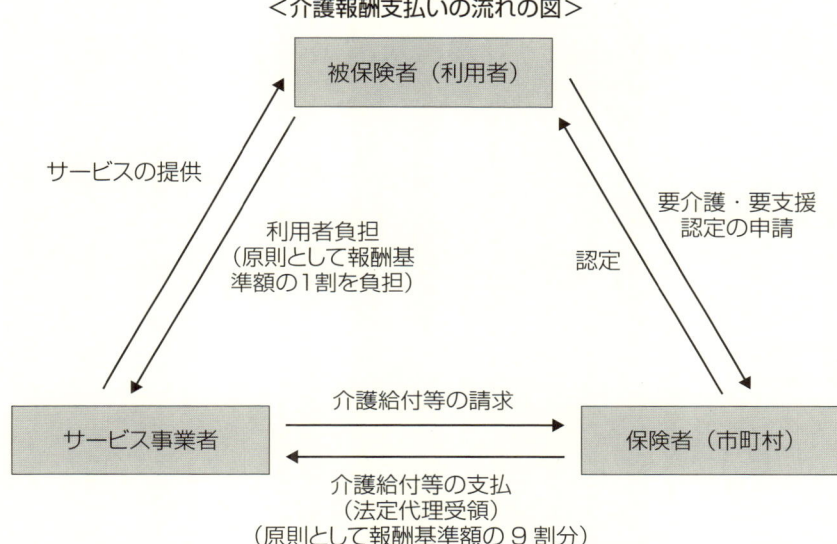

（出所）平成18年10月5日第1回社会保障審議会後期高齢者医療の在り方に関する特別部会資料

Q8 最近の医療・介護報酬改定のポイントは？

A 団塊の世代が 75 歳以上となる 2025（平成 37）年に向けて、「病院完結型」から「地域完結型」へと医療・介護の提供体制が変わるなか、「病院機能の抜本的再編」「地域包括ケアの急速な構築」への医療・介護の報酬誘導がなされています。

解説

1. 2014（平成 26）年度診療報酬改定の概要

入院医療・外来医療を含めた医療機関の機能分化・強化と連携、在宅医療の充実等に取り組む内容になっています。

> ○ 2025 年に向けて、医療提供体制の再構築、地域包括ケアシステムの構築を図る。
> ○ 入院医療・外来医療を含めた医療機関の機能分化・強化と連携、在宅医療の充実等に取り組む。
> 　(1) 充実が求められる分野を適切に評価していく視点
> 　ガン医療、認知症対策など、国民が安心して生活することができるために必要な分野を充実していくことが重要であり、「充実が求められる分野を適切に評価していく視点」を改定の視点として位置づけることとする。
> 　(2) 患者等から見てわかりやすく納得でき、安心・安全で質の高い医療を実現する視点
> 　患者の立場から、必要な情報に基づき納得して医療に参加していけること、また生活の質という観点も含め、患者が心身の状態に合った質の高い医療を受けることが重要であり、「患者等から見てわかりやすく納得でき、安心・安全で質の高い医療を実現する視点」を改定の視点として位置づけ

(3) 医療従事者の負担を軽減する視点

医療従事者の厳しい勤務環境が指摘されているなか、勤務医、看護職、リハビリテーション専門職等の医療従事者の負担を軽減することが重要であり「医療従事者の負担を軽減する視点」を改定の視点として位置づけることとする。

(4) 効率化余地がある分野を適正化する視点

医療費は国民の保険料、公費、患者の負担を財源としており、厳しい医療保険財政の下、効率化余地のある分野は適正化していくとともに、患者自身の医療費の適正化に関する自覚も重要であり、「効率化余地がある分野を適正化する視点」を改定の視点として位置づけることとする。

全体改定率	＋0.10％
診療報酬（本体）	＋0.73％（＋0.63％）（約3,000億円（約2,600億円））
医科	＋0.82％（＋0.71％）（約2,600億円（約2,200億円））
歯科	＋0.99％（＋0.87％）（約300億円（約200億円））
調剤	＋0.22％（＋0.18％）（約200億円（約100億円））
薬価改定	▲0.58％（＋0.64％）（▲約2,400億円（約2,600億円））
材料価格改定	▲0.05％（＋0.09％）（▲約200億円（約400億円））

※（ ）内は、消費税率引上げに伴う医療機関等の課税仕入れにかかるコスト増への対応分

2．2015（平成27）年度介護報酬改定の概要

医療・介護・予防・住まい・生活支援が包括的に確保される「地域包括ケアシステム」の構築を実現していくため、平成26年度診療報酬改定の趣旨を踏まえ、中重度の要介護者や認知症高齢者への対応のさらなる強化、介護人材確保対策の推進、サービス評価の適正化と効率的なサービス提供体制の構築といった基本的な考え方に基づき行われました。

各サービスの基本報酬が5％超の大幅マイナスとなる改定のなか、介護事

業者にとっては、重点項目の加算の算定をいかに行うかが課題となります。

(1) 中重度の要介護者や認知症高齢者への対応のさらなる強化
① 地域包括ケアシステムの構築に向けた対応
○将来、中重度の要介護者や認知症高齢者となったとしても、「住み慣れた地域で自分らしい生活を続けられるようにする」という地域包括ケアシステムの基本的な考え方を実現するため、引き続き、在宅生活を支援するためのサービスの充実を図る。
○特に、中重度の要介護状態となっても無理なく在宅生活を継続できるよう、24時間365日の在宅生活を支援する定期巡回・随時対応型訪問介護看護を始めとした「短時間・一日複数回訪問」や「通い・訪問・泊まり」といった一体的なサービスを組み合わせて提供する包括報酬サービスの機能強化等を図る。
② 活動と参加に焦点を当てたリハビリテーションの推進
○リハビリテーションの理念を踏まえた「心身機能」、「活動」、「参加」の要素にバランスよく働きかける効果的なリハビリテーションの提供を推進するため、そのような理念を明確化するとともに、「活動」と「参加」に焦点を当てた新たな報酬体系の導入や、このような質の高いリハビリテーションの着実な提供を促すためのリハビリテーションマネジメントの充実等を図る。
③ 看取り期における対応の充実
○地域包括ケアシステムの構築に向けて、看取り期の対応を充実・強化するためには、本人・家族とサービス提供者との十分な意思疎通を促進することにより、本人・家族の意向に基づくその人らしさを尊重したケアの実現を推進することが重要であることから、施設等におけるこのような取組みを重点的に評価する。
④ 口腔・栄養管理に係る取組みの充実
○施設等入居者が、認知機能や摂食・嚥下機能の低下等により食事の経口摂取が困難となっても、自分の口から食べる楽しみを得られるよう、

他職種による支援の充実を図る。
(2) 介護人材確保対策の推進
○地域包括ケアシステム構築のさらなる推進に向け、今後も増大する介護ニーズへの対応や質の高い介護サービスを確保する観点から、介護職員の安定的な確保を図るとともに、さらなる資質向上への取組みを推進する。
(3) サービス評価の適正化と効率的なサービス提供体制の構築
○地域包括ケアシステムの構築とともに介護保険制度の持続可能性を高めるため、各サービス提供の実態を踏まえた必要な適正化を図るとともに、サービスの効果的・効率的な提供を推進する。

　　　　介護報酬改定率　　▲2.27%
　　　　　うち、在宅分　▲1.42%、施設分　▲0.85%◆

※　地域密着型介護老人福祉施設入所者生活介護は、在宅分に含んでいます。
※　施設分は、介護老人福祉施設、介護老人保健施設、介護療養型医療施設。
※　介護職員処遇改善加算の充実分＋1.65%、中重度者や認知症への対応など介護サービス充実分＋0.56%、その他の報酬の適正化で▲4.48%という厳しい内容です。

Q9 地域包括ケアシステムとは？

A 団塊の世代が75歳以上となる2025年を目途に構築することが推進されているシステムです。重度な介護状態となっても住み慣れた地域で自分らしい暮らしを人生の最期まで続けることができるよう、医療・介護・予防・住まい・生活支援が一体的に提供されるケアシステムです。

解説

日本は、諸外国に例をみないスピードで高齢化が進行しています。

<高齢化の進行に関する国際比較の表>

国	65歳以上人口割合（到達年次）			到達に必要な年数
	7%	14%	21%	7%→14%
日本	1970	1994	2007	24
中国	2001	2026	2038	25
ドイツ	1932	1972	2016	40
イギリス	1929	1975	2029	46
アメリカ	1942	2015	2050	73
スウェーデン	1887	1972	2020	85
フランス	1864	1979	2023	115

（出所）厚生労働省ホームページ

65歳以上の人口は、現在3,000万人を超えており（国民の約4人に1人）、2042（平成54）年の約3,900万人でピークを迎え、その後も、75歳以上の人口割合は増加し続けることが予想されています。

<今後の高齢者人口の見通しについて>

	2012年8月	2015年	2025年	2055年
65歳以上高齢者人口（割合）	3,058万人 (24.0％)	3,395万人 (26.8％)	3,657万人 (30.3％)	3,626万人 (39.4％)
75歳以上高齢者人口（割合）	1,511万人 (11.8％)	1,646万人 (13.0％)	2,179万人 (18.1％)	2,401万人 (26.1％)

（出所）厚生労働省ホームページ

　このような状況のなか、団塊の世代（約800万人）が75歳以上となる2025（平成37）年以降は、国民の医療や介護の需要が、さらに増加することが見込まれています。このため厚生労働省においては、2025年を目途に、高齢者の尊厳の保持と自立生活の支援の目的のもとで、可能な限り住み慣れた地域で、自分らしい暮らしを人生の最期まで続けることができるよう、地域の包括的な支援・サービス提供体制（地域包括ケアシステム）の構築を推進しています。

　今後、認知症高齢者の増加が見込まれることから、認知症高齢者の地域での生活を支えるためにも、地域包括ケアシステムの構築が重要です。人口が横ばいで75歳以上人口が急増する大都市部、75歳以上人口の増加は緩やかだが人口は減少する町村部等、高齢化の進展状況には大きな地域差が生じています。

　地域包括ケアシステムは、保険者である市町村や都道府県が、地域の自主性や主体性に基づき、地域の特性に応じて作り上げていくことが必要です。

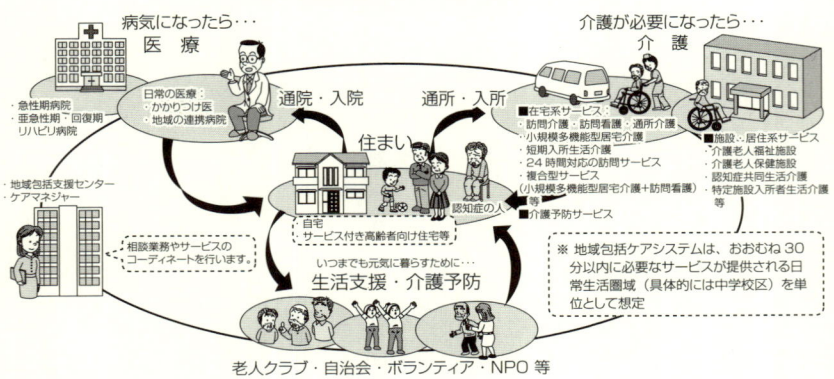

(出所) 厚生労働省ホームページ (一部加工)

　市町村では、2025年に向けて、3年ごとの介護保険事業計画の策定・実施を通じて、地域の自主性や主体性に基づき、地域の特性に応じた地域包括ケアシステムを構築していきます。

第1章 医療・介護業界の基礎知識

<市町村における地域包括ケアシステム構築のプロセス（概念図）>

地域の課題の把握と社会資源の発掘

- 日常生活圏域ニーズ調査等
  - 介保保険事業計画の策定のため日常生活圏域ニーズ調査を実施し、地域の実態を把握
- 地域ケア会議の実施
  - 地域包括支援センター等で個別事例の検討を通じ地域のニーズや社会資源を把握
  - ※地域包括支援センターでは総合相談も実施。
- 医療・介護情報の「見える化」（随時）
  - 他市町村との比較検討

↓ 量的・質的分析

課題
- 高齢者のニーズ
  - 住民・地域の課題
- 社会資源の課題
  - 介護
  - 医療
  - 住まい
  - 予防
  - 生活支援
- 支援者の課題
  - 専門職の数、資質
  - 連携、ネットワーク

社会資源
- 地域資源の発掘
- 地域リーダー発掘
- 住民互助の発掘

↓ 事業化・施策化協議

地域の関係者による対応策の検討

- 介護保険事業計画の策定等
  - 都道府県との連携
  - 関連事業計画との調整
    - 医療計画
    - 居住安定確保計画
    - 市町村の関連計画 等
  - 住民参画
    - 住民会議
    - セミナー
    - パブリックコメント 等
  - 関連施策との調整
    - 障害、児童、難病施策等の調整
- 地域ケア会議 等
  - 地域課題の共有
  - 保健・医療・福祉・地域の関係者等の協働による個別支援策の充実
  - 地域の共通課題や好取組事業の共有
  - 年間事業計画への反映

↓ 量的・質的分析

対応策の決定・実行

- 介護サービス
  - 介護ニーズに応じた在宅サービスや施設のバランスのとれた基盤整備
  - 将来の高齢化や利用者数見通しに基づく必要量
- 医療・介護連携
  - 地域包括支援センターの体制整備（在宅医療・介護の連携）
  - 医療関係団体等との連携
- 住まい
  - サービス付き高齢者向け住宅等の整備
  - 住宅施策と連携した居住確保
- 生活支援／介護予防
  - 自助（民間活力）、互助（ボランティア）等による実施
  - 社会参加の促進による介護予防
  - 地域の実情に応じた事業実施
- 人材育成［都道府県が主体］
  - 専門職の資質向上
  - 介護職の処遇改善

PDCAサイクル

（出所）厚生労働省ホームページ

25

Q10 社会福祉法人制度の特徴は？

A 社会福祉法人とは、社会福祉事業に対する社会的信用や事業の健全性を維持するため、社会福祉法第22条で定義される公益法人です。社会福祉法人は、社会福祉事業のほか、公益事業及び収益事業を行うことができます。

解説

1. 社会福祉法人とは

社会福祉法人とは、社会福祉事業を行うことを目的として、社会福祉法の定めるところにより設立された同法第22条で定義される公益法人のことです。

社会福祉事業は、社会福祉を目的とする事業のうち、規制と助成を通じて公明かつ適正な実施の確保が図られなければならないものとして、法律上列挙されています。

2. 社会福祉事業の種類

社会福祉祉事業は、第1種社会福祉事業と第2種社会福祉事業に分類されます。

第1種社会福祉事業は、障害者支援施設、重症心身障害児施設、養護老人ホーム等の主として入所施設サービスの経営等であり、利用者への影響が大きいため、経営安定を通じた利用者の保護の必要性が高い事業です。経営主体は、行政及び社会福祉法人が原則で、施設を設置して第1種社会福祉事業を経営しようとするときは、都道府県知事等への届出が必要になります。

第2種社会福祉事業は、保育所の経営、ホームヘルプ、デイサービス、相談事業等の主として在宅サービスの経営等であり、比較的利用者への影響が小さいため、公的規制の必要性が低い事業です。経営主体の制限はなく、す

べての主体が届出をすることにより事業経営が可能となります。

　社会福祉法人が行う公益事業とは、社会福祉と関係のある公益を目的とする事業で、たとえば介護老人保健施設の経営や有料老人ホームの経営のことです。公益事業の剰余金は社会福祉事業又は公益事業に充てなければなりません。

　社会福祉法人が行う収益事業は、その収益を社会福祉事業又は一定の公益事業に充てることを目的とする事業で、たとえば貸ビルの経営、駐車場の経営、公共的な施設内の売店の経営等をいいます。

3. 社会福祉法人の税制

　社会福祉法人は、法人税及び事業税が原則非課税で、収益事業により生じた所得に限り課税されます。また、都道府県民税及び市町村民税も原則非課税ですが、収益事業を行う場合は課税されます。ただし、収益の90％以上を社会福祉事業の経営に充てるならば、収益事業として取り扱いません。社会福祉事業の用に供する固定資産については固定資産税が非課税扱いとなります。

4. 社会福祉事業への民間参入と今後の方向性

　2000（平成12）年に始まった介護保険制度により、介護事業を行う社会福祉施設等の経営主体は、株式会社やNPO法人に大幅にシフトし、民間企業の参入が本格化してから、社会福祉法人の課税上の優遇や、公的な補助金による運営について問題視されるようになりました。介護施設や保育所等同種の事業を行いながら株式会社やNPO法人は課税されるからです。ちなみに厚生労働省の調査では、社会福祉法人が経営する特別養護老人ホームで1施設当たり平均3億円を超える内部留保があることが明らかになりました。また、経営実態が不透明な法人が多いことから、政府の規制改革会議は財務諸表の公表を提言しましたが、2012（平成24）年度分の財務諸表を公表した法人は全体の52%〔2013（平成25）年9月末現在〕にとどまっています。

Q11 介護保険制度以外の介護サービスにはどのようなものがあるか？

A 介護保険の給付対象外のサービスとして、横出しサービスがあります。横出しサービスとは、介護保険にないサービスを市町村が第1号被保険者の保険料を財源として独自に給付するものです。

解説

横出しサービスは、各市町村の介護保険事業計画をもとに条例で定められるものであり、希望者は個別の契約によって提供してもらうことができます。

1. 要介護・要支援認定を受けた人が利用できる主なサービス

① 外出支援サービスは、交通機関での外出が困難な人が医療機関等へ外出する際の支援を行うサービスです。

② 高齢者食事サービスは、食事の準備が困難な人に、配食サービス事業者が自宅へ配達して食事の提供と安否確認を行うものです。

③ 住環境整備事業は、介護保険住宅改修の上乗せサービスとして自治体独自の制度として行われるものです。ここで、上乗せサービスとは、サービスの種類は介護保険の給付対象ですが、回数など利用料が支給限度額を超える部分のサービスのことをいいます。

④ 訪問理美容サービスは、理美容院に出向くことが困難な方の自宅に理美容師が訪問して理美容を行うサービスです。

2. 要介護・要支援認定で非該当となった人が利用できる主なサービス

① 生活支援ショートステイは、同居家族の不在や日常生活に支障があるため老人ホーム等を利用するサービスです。

② 自立支援ホームヘルプは、単身生活や傷病のために日常生活に支障が

ある場合にホームヘルパーの派遣により生活援助を受けるものです。
③　緊急通報システムは、一人暮らし高齢者や寝たきり高齢者等で傷病等により緊急事態の発生する可能性のある人に、消防署や近親者、知人等の指定緊急連絡先へ緊急事態が発生した時に緊急通報装置を動作させて連絡通報するシステムを構築するものです。
④　一人暮らし高齢者や同居者が高齢者や年少者等であるためにゴミ集積場所や粗大ゴミ指定場所に家庭ゴミや粗大ゴミを出すことが困難な場合に行われるサービス
⑤　寒冷地の冬季の除雪等の援助を行うサービス
⑥　在宅要介護者に紙おむつ等を支給するサービス
⑦　認知症に関して不安や悩みを抱えている人に対して、認知症に関する相談、早期発見、予防などさまざまな認知症相談の窓口となるサービス

近年、自治体が運営する生活支援サービス等の他に、民間企業、NPOや地域のボランティア団体が提供する次のような高齢者サポートサービスがあります。
①　ガスやポットの使用状況、一日の歩数などを指定した携帯電話やパソコンに送信、使用状況が確認でき、離れて暮らす親の暮らしをうかがうことができる見守りサービス
②　自宅内で急な発作や転倒が起こったとき、通報装置により緊急連絡先に通報するサービス

第2章

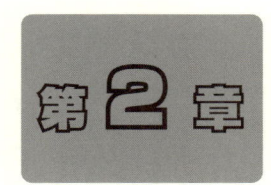

医療・介護業界の経営に役立つ情報提供とアドバイス

Chapter 2

Q1 都道府県医療計画の動向は？

A 医療計画は5年に一度都道府県単位で作成します。現在は「社会保障・税一体改革2012（平成24）年2月17日閣議決定）」に基づき、国の基本方針が見直され、地域の医療提供体制を示す医療計画も見直されています。

解説

1. 医療計画の概要

医療計画は、都道府県が医療機関の適正な配置や病院・病床の機能分化、医療資源の効率的活用などを図るため5年ごとに策定する計画のことです。

策定が法制化された第1次医療法改正（p.262参照）当初は病院・診療所などの医療資源が地域的に偏在していることを是正する病床規制等が主な目的でした。現在では「社会保障・税一体改革」等を踏まえて、2013（平成25）年度より医療計画作成指針が見直されています。

高齢化の進展や疾病構造の変化、医療の高度化・専門化などで、医療サービスへの需要が増大化・多様化しており、そのような状況のなか、地域における限られた医療資源を有効かつ効率的に活用する必要があります。急性期から在宅までを機能分化し、それに伴う連携がどうあるべきか等地域の現状把握や将来指標も盛り込まれたとても有用な資料といえます。

2. 医療計画の内容

医療計画に記載されている主な内容は以下のとおりです。
- 人口規模や患者流入・流出割合に基づく、地域医療の中核になる二次医療圏（注）の設定の考え方
- 5疾病（がん、脳卒中、急性心筋梗塞、糖尿病、精神疾患）及び5事業（救急医療、災害時における医療、へき地の医療、周産期医療、小児医

療（小児救急））についての達成すべき数値目標や施策等
○医療連携体制のなかで在宅医療を担う医療機関等の役割を充実・強化するため、介護保険事業（支援）計画を考慮しつつ、在宅医療についての達成すべき数値目標や施策等
○医師、歯科医師、薬剤師、看護師その他の医療従事者の確保に関する事項
○基本病床数に関する事項

(注) 医療圏
- 一次医療圏
  医療法では規定されていませんが、生活に密着した医療を提供する医療圏で、市町村を単位としています。
- 二次医療圏
  病院等における入院医療を提供することが相当である地域単位のことです。地理的条件や充足状況等を考慮し、都道府県内をいくつかのエリアに分けて設定しています。
- 三次医療圏
  一次医療圏や二次医療圏では対応することが困難な最先端、高度な技術を提供する特殊な医療を行う医療圏で、原則都道府県を一つの単位としています。

Q2 市町村の策定する介護保険事業計画とはどういうものか？

A 市町村は国の基本方針に沿って、3年ごとに介護保険事業計画を定めることとしています。現在は2015（平成27）年度から2017（平成29）年度までの第6期に該当します。

介護保険事業計画を知ることは、現在のみならず将来〔団塊の世代が75歳以上になる2025（平成37）年を見据えています〕の高齢者施策の方向性を把握することができます。また、地域別（都道府県や市町村）のより具体的なマーケティング分析が可能となります。

解説

1. 介護保険事業計画の概要

介護保険事業計画は、介護や支援を必要とする高齢者等に関する諸施策の方向を示すものです。

介護保険法に基づき、国は介護保険事業に係る保険給付の円滑な実施を確保するため基本方針を定め、当該基本方針に即して3年ごとに市町村は介護保険事業計画を、都道府県は介護保険事業支援計画を策定します。

また、都道府県は市町村に対し必要に応じて助言ができ、国は市町村や都道府県に必要な援助の実施に努めることになっています。

市町村の策定する介護保険事業計画には、次の内容を定めることになっています。

① 区域（日常生活圏域（注1））
② 各年度の介護給付等対象サービスごと見込量
③ 各年度の認知症グループホーム等の必要定員総数
④ 各年度の地域支援事業の見込量　等

そして、当該計画に基づき介護保険料が設定されます。

第2章　医療・介護業界の経営に役立つ情報提供とアドバイス

　実際の市町村の策定した介護保険事業計画においては、地域で暮らすすべての高齢者を対象とした計画として、老人福祉法に基づく高齢者福祉計画と介護保険法に基づく介護保険事業計画を一体的に策定しているケースが多く見受けられます。
　都道府県の策定する介護保険事業支援計画には、次の内容を定めることになっています。
① 区域（老人福祉圏域（注2））
② 市町村の計画を踏まえた、介護給付等対象サービスごと見込量
③ 各年度の介護老人福祉施設等の必要入所（利用）定員総数の設定　等

(注1) 日常生活圏域：市町村介護保険事業計画において、当該市町村が、住民が日常生活を営んでいる地域として、中学校区を基本単位とし地理的条件、人口、交通事情その他の社会的条件、介護給付等対象サービスを提供するための施設の整備の状況その他の条件を総合的に勘案して定めたもの。
(注2) 老人福祉圏域：都道府県老人保健福祉計画において、都道府県が設定する広域の圏域のこと。二次医療圏を一つの目安として設定されています。

2. 第6期介護事業計画（平成27年度から平成29年度）

　介護保険法施行から3年ごとに介護保険事業計画は作成され、平成27年度から平成29年度までの期間は第6期に該当します。
　Ⅰ．下記Ⅱ．Ⅲ．の基となる国の示した基本方針のポイント
　　団塊の世代が75歳以上になる2025年の超高齢化社会を見据えた中長期的な視点を示すものであり、それまでの間に各地域の実情に応じた地域包括ケアシステム（第1章Q9参照）を構築することを目標とすることを前提として挙げ、以下の指針を示しています。
　(1) 地域包括ケアシステムの基本理念
　　① 介護給付等対象サービスの充実・強化
　　② 在宅医療の充実及び在宅医療と介護の連携による継続的な支援体制の整備
　　③ 介護予防の促進

④　日常生活を支援する体制の整備
　⑤　高齢者の住まいの安定的な確保
(2)　認知症施策の推進
Ⅱ．介護保険事業計画（市町村）のポイント
　地域包括ケアシステムの構築のため、2025年に向けた中長期計画を将来推計等も取り入れ策定することとなっています。また新たに地域支援事業に位置付けられる医療・介護連携の機能、認知症への早期対応などの施策を示し、実施することになります。高齢者の住まいについても他の関連部署との連携を図ることにより方向性を示すこととなっています。
　①　2025年のサービス水準等の推計
　②　在宅サービス・施設サービスの方向性の提示
　③　生活支援サービスの整備
　④　医療・介護連携・認知症施策の推進
　⑤　住まい
Ⅲ．介護保険事業支援計画（都道府県）のポイント
　①　医療・介護連携等の市町村支援
　②　2025年の人材推計
　③　医療計画との整合性
　④　高齢者居住安定確保計画との調和

第 2 章　医療・介護業界の経営に役立つ情報提供とアドバイス

＜ 2025 年を見据えた介護保険事業計画の策定⇒タイムスケジュール＞

○　第 6 期計画以後の計画は、2025 年に向け、第 5 期で開始した地域包括ケア実現のための方向性を承継しつつ、在宅医療介護連携等の取組を本格化していくもの。
○　2025 年までの中長期的なサービス・給付・保険料の水準も推計して記載することとし、中長期的な視野に立った施策の展開を図る。

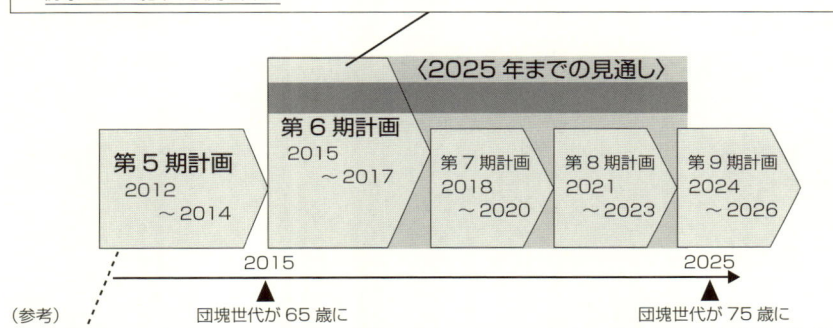

〈2025 年までの見通し〉

第 5 期計画　2012～2014
第 6 期計画　2015～2017
第 7 期計画　2018～2020
第 8 期計画　2021～2023
第 9 期計画　2024～2026

2015　団塊世代が 65 歳に
2025　団塊世代が 75 歳に

（参考）
第 5 期計画では、高齢者が地域で安心して暮らせる　地域包括ケアシステムを構築するために必要となる、①認知症支援策の充実、②医療との連携、③高齢者の居住に係る施策との連携、④生活支援サービスの充実といった重点的に取り組むべき事項を、実情に応じて選択して位置づけるなど、段階的に計画の記載内容を充実強化させていく取組をスタート

（出所）厚生労働省老健局平成 26 年 7 月 28 日全国介護保険担当課長会資料①

Q3 他の地域医療機関・介護施設の賃金動向をどう調べるか？

A 医療機関・介護施設の人件費については、自院・事業所の賃金実態を定期的に把握し、公表されている賃金動向資料と比較して、改善に役立てます。

解 説

1. 医療機関の賃金実態情報

(1) 病院賃金実態資料

医療経営情報研究所より毎年発行され、病院職員の職種別・職位別賃金に関する調査の集計結果と個別病院の実態を掲載しており、医師をはじめ、主な職種の賃金や、職位別にみた賃金・手当の内訳がわかる資料です。病院における賃金水準の比較資料として参考となります。

(2) 賃金構造基本統計調査資料

厚生労働省より毎年調査・公表され、その賃金の実態について労働者の雇用形態、就業形態、職種、性、年齢、学歴、勤続年数、経験年数別等にわかる資料となります。

(3) 病院経営管理指標

厚生労働省より病院の経営に活用できる管理指標として不定期に公表されています（最新指標は平成23年度分）。

2. 介護事業所の賃金実態情報

(1) 賃金制度等実態調査結果資料

公益財団法人介護労働安全センターより不定期に公表され、賃金制度の実態がわかります。

(2) **介護事業経営実態調査結果資料**

厚生労働省より3年に1回調査・公表され（直近は平成26年）、人件費比率、職種別給与費、常勤換算1人当たり給与費（常勤・非常勤別）などがわかります。

3. 賃金動向の活用方法

健全な経営を継続していくために、収益に対する人件費割合を上記の統計データと比較して、職員1人当たり人件費・1人当たり医業収益を確認し、1人当たり人件費が高いのか、人員過剰なのか、医業収益不足なのかを分析し、改善項目として捉えていきます。また賃金は基本的に職員等において公平で明確に、他の医療機関・介護施設と比べて低すぎないように実態を確認し、必要があれば見直しをしていきます。

Q4 他の地域医療機関・介護施設の経営改善事例をどう伝えるか？

A 定期的に院長や事務長を訪問して情報提供する機会をつくることが重要です。

解説

1. 中期の方向性の情報提供

医療・介護事業経営の経営改善については、他の経営改善事例を参考にして①外部環境分析・内部環境分析による課題の把握、②経営改善計画の策定、③モニタリングを中心に進めていきますので、①②③についての経営改善情報は非常に役立つものとなります。

2. 外部環境分析・内部環境分析による課題の把握

医療機関・介護施設（事業所）においては外部環境分析とともに内部環境分析について日次・月次の現状分析を行い、課題の把握ができていることが重要です。

(1) **医療機関の現状分析**
① 診療圏の把握・患者分析
② 患者ニーズの把握
③ 職員満足度の確認

(2) **介護事業所の現状分析**
① 介護圏の把握・利用者分析
② 利用者ニーズの把握
③ 職員満足度の確認

(3) **財務分析（医療機関、介護施設（事業所）とも）**
① 収入分析

② 費用分析
③ キャッシュフロー分析

3. 経営改善計画の策定

上記の把握した課題について、改善項目を具体的に盛り込んだ経営改善計画を作成します。

4. 計画実行後のモニタリング

上記により立てた計画について、定期的に月次決算資料による実績の把握と課題分析を行い、進捗状況の確認をし、課題項目の具体的な取組みを見直し、各部署の責任者と会議を開催して、その改善情報を共有し進めていくこととなります。

5. 情報提供の仕方

① 情報収集……外部機関からのコンサルティング、専門情報誌、厚生労働省情報を収集します。
② 情報提供……専門部門を設置し、あらかじめ情報内容を取り決めておき、継続的に次のような方法で提供していきます。
　(ア) セミナーの開催
　(イ) 定期情報誌の発刊
　(ウ) ホームページ上の専門コーナーの設置

Q5 経営方針の策定はどのように行うのか？

A 国、都道府県、市町村の施策や地域の人口構成の変化、自院・事業所の特徴を分析しながら今後の方向性や患者・利用者にどのようなサービスを提供していくかを明確にすることが大切です。

解説

1. 経営方針の位置付け

経営方針は経営の基本目標を示したものといえ、経営戦略はこの基本目標を実現するためどのような事業活動を行うかを指標としたものです。経営方針が明確でないと、自院・事業所がどこに行くのかわからず迷走することになってしまいます。

経営を考えると、人の採用計画や医療機器等の設備計画、広報戦略（ホームページ等）等はあくまでも経営方針を実現するために実施される具体的な計画という位置付けになります。

2. 経営方針の策定

経営方針の策定にあたって、まずは置かれている現状を分析する必要があります。自院・事業所の内部環境分析や外部環境分析がそれにあたります。

内部環境分析は、決算書等からの財務分析やレセプト等からの患者、診療行為分析、職員スタッフの能力分析、既存の医療機器等の設備分析などがあります。

外部環境分析には、医療や介護行政の動向分析（社会保障・税一体改革、地域包括ケアシステム、医療法・介護保険法改正、診療報酬・介護報酬改定、医療計画・介護保険事業（支援）計画等）や消費税の増税問題、近隣の競合あるいは連携対象先分析、新規医療技術分析などがあります。

内部環境分析として競合先に対する自院・事業所の「強み」と「弱み」、外部環境分析として外部環境の変化に伴い生ずる「機会」と「脅威」の4つのカテゴリーで現状分析をするSWOT分析など有用な手法があります。

上記の現状分析を参考に経営方針を策定していきます。経営方針は、自院・事業所の「存在意義」であったり、「進むべき方向性及びその根拠」が示されている最も重要なものといえます。参考として斟酌すべき主な項目を挙げてみます。

① 自院・事業所の社会的使命：地域医療への貢献、理念に通じる診療方針
② 良質な医療の提供：差別化できる医療技術、診診・病診・在宅サービス部門等の連携による組織医療実践
③ 患者満足の追求：患者の権利の尊重、患者サービスの向上
④ 組織のあり方：人の集団としての組織のあり方、職員スタッフの質の向上

3. 経営方針の実行段階

経営方針を実現するために具体的な経営戦略（財務、人事、マーケティング、診療・技術戦略等）を作成し、PDCAサイクルを意識しながら実施していきます。

Q6 資金計画はどう作成するか？

A 医療機関及び介護事業者の資金の種類については①運転資金、②設備資金に大別されます。

解説

1. 運転資金計画の作成

　次年度の利益計画を作成するにあたり、健全な経営が継続できる適正利益（少なくとも資金不足が生じない必要利益）が獲得できる計画であることが必要です。その確認のために年間資金計画を次のような区分に分けて作成します（表参照）。経常収支は経常的な経営活動から生ずる経常収入と経常支出を月次で作成します。

　①　経常収入

　月々の診療報酬、介護報酬はサービス提供月より2か月ずれが生じますし、介護報酬について利用者自己負担部分は翌月以降に入金となりますので注意が必要です（表の保険振込入金）。また、患者窓口負担・自費部分は当日窓口に入金されます（表の窓口入金）。

　②　経常支出

　薬品材料費・検査委託費などについては、通常は翌月から2～3か月後払いにされている場合が多く、2か月以上の期間があれば診療報酬・介護報酬の入金期間とのずれは解消されます（表の薬品・材料費）。実務的には、報酬の入金と経費支払いのサイクルのずれがないかを確認してアドバイスすることも大切です。また、社会保険料の事業主負担分は法定福利費で計上します。さらにその他リース料、支払利息等の諸経費は毎月の支払予定額を計上します。減価償却資産は購入時に資金支出していますので、減価償却費は資金計画では計上しません。

第2章　医療・介護業界の経営に役立つ情報提供とアドバイス

<医療機関 年間資金計画表>

		4月	～	3月	年間合計
	窓口入金				
	保険振込入金				
	その他入金				
経常収入　合計					
	薬品・材料費				
	人　件　費				
	法定福利費				
	その他経費				
経常支出　合計					
	当月経常収支				
	固定資産売却収入				
	保険金収入				
経常外収入　合計					
	固定資産購入				
	その他支出				
経常外支出　合計					
	借入金入金				
財務収入　合計					
	借入金返済				
財務支出　合計					
	当月　収支				
	前月繰越資金				
	次月繰越資金				

＜介護事業所 年間資金計画表＞

		4月	～	3月	年間合計
	利用者負担金入金				
	保険振込入金				
	その他入金				
経常収入 合計					
	人件費				
	法定福利費				
	消耗品費				
	その他経費				
経常支出 合計					
	当月経常収支				
	固定資産売却収入				
	保険金収入				
経常外収入 合計					
	固定資産購入				
	その他支出				
経常外支出 合計					
	借入金入金				
財務収入 合計					
	借入金返済				
財務支出 合計					
	当月 収支				
	前月繰越資金				
	次月繰越資金				

③ 経常外収支

経常外収入としては固定資産売却収入・保険解約収入などを計上し、経常外支出としては建築・設備投資など固定資産の購入支出などを計上します。

④ 財務収支

財務収入としては借入金の入金を、また財務支出としては借入金の返済を計上します。

2. 設備投資計画の作成

設備投資計画には建築計画と設備投資計画がありますが、総投資額を見積もり過剰設備投資にならないよう1床当たり設備投資額、減価償却費比率などで確認し少なくとも借入期間で返済できる程度の借入れで計画し、それ以外は自己資金で計画します。

Q7 人事制度の見直しはどのようにアドバイスすべきか？

A 今後の厳しい経営環境下において、変化に対応していくために職員の管理をどのようにしていくかが問われます。現状把握・分析をしたうえで計画を策定し、実施していくことが重要です。

解説

1. 経営理念・方針の表明

医療機関及び介護事業者にとって、経営的視点からも、理念に基づき、方針の実現に向けて組織として発展していくことは非常に重要なテーマです。そのために医療機関・介護事業所に勤務するスタッフが働きやすい環境を整え、また専門職の集団としての働きがいを高めるよう必要な制度の見直しをして実践向上させ、取り組むことが成功に導く鍵となります。そして、組織全体に向けて経営者が取り組む意思を表明することが重要です。

2. 体制整備

人事制度の見直しは、組織自体にもスタッフにも、変化が求められます。こうした変化には抵抗感もあるかもしれませんが、一方的に進めるのではなく、充分準備しながら、共に取り組んでいくという一体感を持たせることができれば、徐々に抵抗感もなくなってきます。

3. 現状分析

見直しのためには、まず現状の把握と分析が必要です。自院・事業所で働いているスタッフの意識や実態を正しく把握し、次のような内容で分析します。

項　目	内　容
給与規定	公正で透明性のある規定であるか、他と比べて低い水準でないか キャリア支援のための機会の提供が明確にされているか
労務管理規定	就業規則、雇用契約、育児休業、介護休業などの制度や職場の安全衛生について産業医や衛生管理者の選任などが整備されているか
勤務環境	きれいな職場、快適な休憩室、職場内での食事の充実の確保ができているか
ストレス軽減	患者・利用者からの要望・クレーム対応について体制ができているか 職場内部でのコミュニケーションが図れる体制があるか
業務改善	関係者間の治療方針の共有や業務の進め方について意見交換の機会を設定しているか

4. 計画策定

　上記の分析を踏まえて、各目標について一定期間で達成すべき到達点を明確にし、その実現に向けて対策を検討します。そして計画策定に際しては、目標を達成するための実施事項一つひとつについて、優先順位を考慮し、実施時期や実施の手順等を検討し、無理のない、現実的なものとすることが大切です。

5. 取組みの実施

　策定された計画に基づき実際の改善を実施するためには、多くの課題を一挙に解決しようとするのではなく、問題点を一つひとつ、関係者の理解を得つつ着実に解決し、継続的に運用していく姿勢が重要です。

第3章

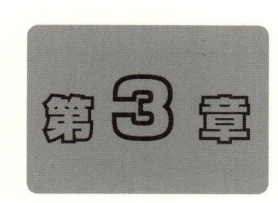

融資ニーズの早期把握と掘り起こし・提案
～医療・介護事業者の資金需要

Chapter 3

Q1 貸借対照表から見る資金需要は？

A 医療機関や介護事業者の施設開設後の資金ニーズは、経過年数により異なります。大きく3つのステージに区分して、資金需要を検討します。

解説

医療機関又は介護事業者の貸借対照表から資金ニーズをつかむために、まず開業後の経過年数をチェックします。開業初年度から5年目を成長期、6年目から15年目を安定期、16年目以降を成熟期と位置付けます。

1. 成長期の資金需要

成長期の貸借対照表の特徴は、開業当初の設備投資による建物や設備、医療機器等の固定資産と、それを調達するための長期借入金等の資産、負債に占める構成比が高いことが挙げられます。このステージでは新たな設備投資資金の発生可能性は低いため、融資担当者の着眼点は長期資金の他行からの借換えでしょう。特に開業後3年から5年を経過し、経営が軌道に乗ってくると開業当初の借入条件を見直す機会が出てきます。この機を逃さずに借換えの提案をすることが新規開拓の入口となります。

医療機関の場合は、一般的に個人事業として開業し、その後の所得の状況等をみて法人成りすることが多く見られます。法人の貸借対照表を見たときに、土地・建物の計上がない場合は、個人からの賃貸借の可能性があり、それに見合う借入金も個人に残っていますので注意が必要です。

2. 安定期の資金需要

安定期においては、創業当初の機器類の償却が終了を迎えており、新たな機器等の更新ニーズを探ることとなります。病院会計準則や中小企業の会計に関する基本要領では、リース会計や退職給付会計の指針がありますが、ま

だまだ一般的となっていないのが現状です。退職給付会計が導入されている場合は、退職金支給の資金需要も把握しやすくなります。退職金の準備については保険の活用も効果的ですので、併せて提案を検討します。

3. 成熟期の資金需要

　成熟期においては、建物や設備の老朽化に伴う維持費や修繕費、改装や改築の資金ニーズが発生しますが、この点については後述します。

　医療機関特有の論点として、医療法人制度の変遷が挙げられます。2007（平成19）年4月1日施行の第5次医療法改正（p.262参照）により医療法人制度が改正され、同日以降設立された医療法人（以下「新制度の医療法人」という）は「出資持分なしの医療法人」しか設立できなくなりました。後継者がいないなどの理由により法人を解散した場合、その法人に留保されている残余財産は国又は地方公共団体等のものになるという点が最大のポイントです。

　現在政策的に新制度の医療法人への移行が促されていますが、金融機関の立場からみると、次のような融資機会が発生します。

　一つは、移行に反対する出資者が退社を希望されたときの持分の払戻しです。その際、法人が払戻し資金を融資でまかなうことが想定されます。

　また、新制度に移行する際、法人に贈与税が課せられるケースがあり、その資金ニーズが発生します。これらの資金に対し、独立行政法人福祉医療機構が「経営安定化資金」で対応できることとしていますが、これらの方向性を検討する医療機関はおおむね経営基盤も強く安定していることが多いので、他の金融機関が取り組むことも十分可能と思われます。

4. その他の視点

　貸借対照表上の貸付金又は借入金に、経営者個人に対するものが計上されていることがあります。内容は、決算書に添付されている「内訳書」で確認できますが、この資金を融資につなげることも検討可能です。たとえば法人が経営者個人から借入れをしている場合は、銀行借入れへの切替えを提案し

ます。また、個人への貸付金を解消するために役員報酬を増額する場合は、運転資金のニーズが発生することとなります。報酬増額のタイミングは決算日後3か月以内に行われることが多いので（定期同額給与）、決算書を入手後、早期に提案することが重要です。

第3章 融資ニーズの早期把握と掘り起こし・提案〜医療・介護事業者の資金需要

Q2 損益計算書から見る資金需要は？

A 月次の報酬による入金は安定しており貸倒れも少ないため、資金需要は賞与や納税、節税のニーズから検討します。

解説

1. 安定した資金繰り

　他の産業と異なり医療機関、介護事業者の資金収支の特徴としては、通常月の資金収支が安定していることが挙げられます。診療報酬、介護報酬は患者・利用者負担分を除き請求から2か月後に入金されますので、月次の試算表が入手できている場合は入金状況も容易に把握できます。一方、支払いのほうは経費の大部分が人件費と材料費、消耗品費であることから、これもおおむね安定しています。

2. 季節的な資金需要

　しかし、賞与資金や納税資金となると、毎月その資金をプールしていない限り、単月の収支でまかなうことは難しいため、運転資金としての融資ニーズの可能性が高くなります。

　納税に関しては、決算日から2か月後（3月決算の法人であれば5月末）に法人税、住民税等の納税が発生し、またその6か月後（3月決算の法人であれば11月末）に中間申告とそれに伴う納税が発生します。これらの納税資金の需要は、あらかじめ月次の試算表が入手できるのであればそこからの利益予測により算定し、入手が難しい場合は過去の納税状況から推定します。

　成長期で収入が増加している場合には、通常月の資金収支は以上の理由により安定していますが、賞与資金及び納税資金が不足する可能性が高くなります。特に、決算期の納税資金は、通年の利益から算定された税額より中間

納付分を差し引いて計算されますが、中間納付分は前年の利益を基に計算されますので、利益が拡大している状況においては、決算期の納税資金が中間納付よりも、相当多額になっている場合があります。

また、賞与に関しても安定的に支給する事業者が多く、過去の支給額や月額給与に対する倍率を計算すれば、金額の推定ができます。ただし、賞与のために借入れを起こすことに対しては、経営者の心理的な抵抗があるため、あらかじめ当座貸越の枠を設定することにより、機動的な資金繰りに対応できるような提案が有効です。

決算日以前に経営情報が入手でき、節税ニーズが予測される場合は、いくつかの節税対策に関連する融資の提案となります。たとえば、税制上の優遇措置が受けられる固定資産の購入、役員退職金の準備を兼ねた保険の加入、その他節税用の金融商品の購入などが挙げられます。

3. 事業展開における資金需要

また近年、M&Aに積極的な医療機関や介護事業者が増加しています。特に、医療・介護分野では、直接金融による資金調達はほとんど期待できないため、機動的なM&Aのためには、買収資金の確保という点で金融機関にもスピード感ある対応が要求されます。

2015（平成27）年の通常国会に提出された医療法の一部を改正する法律案で創設が予定されている「地域医療連携推進法人（仮称）」は、医療・介護等を一体的に提供する法人として、複数の医療法人を束ねることで、病床機能分化や医療・介護等の連携が容易になり、急性期医療から在宅介護・生活支援サービスに至る高齢者が必要とする一連のサービスを切れ目なく体系的に行うことができることを目指しています。このような制度が可能となれば、ますますM&Aの動きも活発となり、金融機関の果たす役割も大きくなることと思われます。

第3章 融資ニーズの早期把握と掘り起こし・提案～医療・介護事業者の資金需要

Q3 建物・設備に関連する資金需要にはどのようなものがあるか？

A 医療・介護施設の資金需要で最も大きなものは建物・設備の老朽化に伴う建替え、改修費用です。

解説

1. 建替え、改修の情報収集

建物、設備の経過年数、修繕費の発生状況は決算書から読み取ることができますが、どのタイミングで建替え・改修をスタートするかは、経営者の判断によるところが大きいため、積極的な情報収集が必要となります。

具体的には、

① 中長期計画がある場合は、投資計画の内容についてヒアリングする。
② 中長期計画がない場合は、計画策定の重要性を説明し、策定にかかわるなかで投資計画を提案する。
③ 発生している費用のなかで、修繕に関連するものについては今後の発生見込みを管理者にヒアリングする。

国土交通省は、大規模修繕の目安として、マンションの修繕サイクルを公表していますので、修繕費発生タイミングの参考になると思います。医療・介護施設の鉄筋鉄骨建物の法定耐用年数は、住居に対して8割程度に設定されています。

2. 耐震化に伴う資金需要

医療施設においては、補助金等の支援もあって全国的に病院の耐震化が進んでいます。2013（平成25）年11月25日からは、要緊急安全確認大規模建築物（①病院、店舗、旅館等の不特定多数の者が利用する建築物、②小学校、老人ホーム等の避難弱者が利用する建築物など）に対し、耐震診断が義

57

務付けられていますので、まだ耐震化が進んでいない建物については、建替え・改修を進めるきっかけになります。耐震診断・補強設計・耐震改修に要する費用の一部は国からの補助もありますので、これらの政策を案内しながら、資金需要の掘り起こし、投資計画の策定につなげていきます。

Q4 医療機器の強化・更新に伴う資金需要にはどのようなものがあるか？

A 法定耐用年数と実際の使用年数とは一致しないため、過去の更新実績等の情報が必要です。

解説

1. 医療機器の強化・更新に伴う資金需要の情報収集

　医療機器の法定耐用年数はおおむね6年のため（医療機器の現行耐用年数表参照）、時間の経過に伴う減価の割合が大きくなります。特に法人の場合、法定償却方法が定率法であるため、短期間で帳簿価格は減少することとなります。また、大型の医療機器（レントゲン、CT、MRIなど）は、法定耐用年数を経過しても使用することが多く、決算書からでは設備更新の時期を推定するのは難しいと言えます。

　また、医療機器はリースを活用していることも多く、リース会計基準が適用されていないと決算書や固定資産台帳からもその内容を把握することは困難です。

　これらの更新は、保守の期間と連動することが多く、おおむね10年サイクルでその検討時期を迎えます。保守の内容として、たとえばレントゲンの管球を例にとりますと、新規購入後の10年間保守契約を締結した場合、当該機関における管球の交換は保守の範囲内ですが、その期間経過後、同様の内容で保守契約を継続すれば保守料が高額となります。同様の保守契約を継続しない場合、管球の交換費用は数百万円に及ぶことも多く、したがって、医療機器の強化・更新に伴う資金需要は、現在導入されている医療機器の内容や導入時期、保守契約の状況などを固定資産台帳等で確認するとともに、不足するリース情報などを事務長に確認します。また、今後導入を予定している医療機器等については、現場の医師の声が反映されることも多いので、

理事長や事務長に直接ヒアリングして情報を得るといった作業が必要となります。

2. 投資額の目安

医療機関・介護事業者側からよく問合せがあるのは、いくらまでなら投資してもよいかという目安についてです。これに対しては、金融機関として次のような回答を用意しておきます。

(1) **正味現在価値法**

病院の資本コストを割引率とし、投資から得られる年々のキャッシュフローを割り引いて、将来キャッシュフローの現在価値を求め、算出された将来キャッシュフローの現在価値の総和と初期投資額とを比較して、採算性を評価します。

投資の正味現在価値＝（投資によるキャッシュフローの割引現在価値）－投資額

(2) **内部利益率法**

内部利益率とは、正味現在価値がゼロとなるような割引率のことです。すなわち、投資額＝投資によるキャッシュフローの割引現在価値となる割引率を求め、その率を比較することによって複数の投資案件の優劣を評価する方法を内部利益率法といいます。内部利益率は、その投資の予想利益率でもあるので、その率が目標とすべき利益率を上回っていることが、投資を実行する条件になります。

(3) **回収期間法**

投資額を、投資によって得られるキャッシュフローの平均値で割って、投資資金の回収期間を算出する方法です。

(4) **投資利益率法**

投資によって得られる増加利益を投資額で割って、利益率を算出する方法です。

第3章 融資ニーズの早期把握と掘り起こし・提案～医療・介護事業者の資金需要

3. 借入れかリースか

　また、医療機器の場合は、借入れによる購入にするかリースにするかの判断を求められることもあります。1998（平成10）年の税制改正により、購入の場合でも、1円までの償却ができることとなったため、税金に対する効果は購入もリースもほぼ同様となっていますが、それぞれのメリット・デメリットは説明できるようにしておいたほうがよいでしょう（Q10参照）。

〈医療機器の現行耐用年数表（主なものを抜粋）〉

国税庁法人税課（昭和53.12.25）

名　　称	現行年数	名　　称	現行年数
レントゲン装置		血流計	6
移動型診断用X線装置	4	電子体温計（温度計含む）	6
総合診療用X線装置	6	赤外線診断装置	6
診療撮影用X線装置	6	X線撮影用制御装置	6
X線テレビジョン装置	6	心電図記録・記憶装置	6
深部治療用レントゲン装置	6	医用監視装置	
生体現象測定記録装置及び補助装置		ハートモニタ	6
		ベッドサイドモニタ	6
心電計（一要素、多要素、ベクトル、心音）	6	CCU	6
		ICU	6
ポータブル心電計（一要素、多要素、ベクトル、心音）	4	分娩監視装置	6
		手術用モニタ	6
脳波計（2～4チャネル、6～9チャネル、12～17チャネル）	6	検体検査装置	
		血液ガス分析装置	4
		自動化学分析装置	4
筋電計	6	血量測定装置	4
血圧計（観血式、非観血式）	6	pHメータ	6
心拍計（脈拍数計含む）	6	細胞診装置	6

61

医用超音波応用装置			運搬用具	
超音波パルス法診断装置	6		患者搬送車	10
システム関連機器	6		診療用運搬車	10
核医学測定装置			ベッド	8
シンチレーションカメラ	6		臨床検査及び研究室用具	
シンチスキャナ	6		顕微鏡等	8
レノグラム	6		回転培養器	10
関連データ処理システム	6		呼吸計（呼吸流量計含む）	6
コンピュータトモグラフ			肺機能測定装置	6
頭部スキャナ	6		光電比色計	6
ホールボディスキャナ	6		手術機器	
刺激装置及び治療装置			万能手術台	5
刺激装置	6		閉鎖循環麻酔器	5
ペースメーカ	6		人工蘇生器	5
マイクロ波治療器	6		吸引器	5
マッサージ器類	6		電気メス	5
医用システム用機器			分娩促進器	6
心電図・心音図解析装置	6		手術用小器具	5
脳波解析装置	6		調剤機器	
その他の医用電子機器			調剤台	6
分注器・遠心機	6		分包器	6
カルテセレクタ	6		散剤混和器	6
味覚計	6		光学検査機器	
消毒殺菌用機器			万能生物顕微鏡	8
包帯材料滅菌装置	4		角膜顕微鏡	8
寝具消毒装置	4		電気検眼鏡	8
医用超音波洗浄装置	4		レンズメータ	8
理学的療法機器			内視鏡	8
ハバードタンク	6		その他	
低周波治療器	6		ベータトロン	6
超音波治療器	6		がん検診用自動車	5

第3章 融資ニーズの早期把握と掘り起こし・提案～医療・介護事業者の資金需要

医用データ処理装置		（歯科）	
固定プログラム形計算機	6	治療用	
検診データ処理装置	6	治療椅子（足踏式、電動式）	7
医用システム		ユニット（普通、タービン内蔵）	7
総合健診システム	6		
救急医療システム	6	煮沸消毒器	4
総合病院情報システム	6	高圧滅菌器	4
生体機能補助装置		イオン導入装置	10
補聴器	5	アマルガム混和器	6
その他		酸素吸入装置	5
蒸留水製造装置	10	合嗽用自動給水装置	7
		超音波歯石除去器	6
（別表第2表）		スライドビュアー	5
機械設備に該当するもの		技工用	
給食用設備 ┌引湯管	5	レーズ	10
└その他	9	集塵器	10
クリーニング設備	7	真空鋳造器	10
機械式駐車場	15	バイブレータ	10
その他		機能的咬合器	10
蓄電池電源設備	6	超音波清浄器	10
		ローラー	10

Q5 人的資源に関わる資金需要にはどのようなものがあるか？

A 医療、介護事業は労働集約型産業であり、よりよい人材の確保、維持のための資金ニーズも変化しています。

解 説

1. 人的資源に関わる主な資金

一般的に、病床を持たない医療機関の場合、職員の人件費の割合は20％程度、有床の医療機関の場合は50％程度と、費用のなかでも高い割合を占めます。また、介護事業者では総じて人件費の割合は60～70％程度であり、この事業が労働集約型の産業であることを示しています。

このような状況下において、人的資源に関わる資金需要としては主に次のようなものが挙げられます。

(1) 賞与資金

賞与資金については、前期実績等より予測が可能であり、時期も決まっていることから、提案はしやすいでしょう。

(2) 人材確保のための資金

求人の広告に関する費用や人材紹介会社に支払う手数料などがあります。特に医療機関や介護事業所では、医師や看護師など、給与が高額なうえに、確保が難しいという慢性的な状況にあり、これらの費用は年々増加する傾向にあります。患者や利用者へのPRだけでなく、求職者にも良い印象を持ってもらうため、ホームページなどの広告媒体にもコストをかける事業者も増えてきています。

(3) 福利厚生充実、人材育成のための資金

良い人材を確保し、維持するため、福利厚生の充実及び人材育成も欠かせません。職員は圧倒的に女性が多いため、託児所を併設したり、保育士を雇

って育児の支援をされるところもあります。これらの対応には、場所と人材の確保が必要となり、資金需要に直結します。

2. 厚生労働省の施策

このようなニーズの掘り起こしのヒントとなるのは、厚生労働省が2012 (平成24) 年より開始した『医療分野の「雇用の質」向上プロジェクト』です。職場環境の改善、ワークライフバランスの確立、キャリアアップのための制度構築に医療機関全体で取り組むことにより、サービスの質の向上を目指すものです。そのためにかかる費用の一部を助成する制度もありますので、事前に厚生労働省のホームページなどからこのプロジェクトに関する情報を入手したうえで、医療機関に取組みを提案したり、すでに取り組んでいる事業所に対しては、具体的にかかる費用のヒアリングを行うなどのアクションに結び付けられるものと思われます。

Q6 生産性向上のための資金需要にはどのようなものがあるか？

A 医療事業におけるソフトウエアを利用した生産性向上のための投資の代表的なものには、受付事務や検査業務の生産性向上のためのシステムがあります。

解説

1. システムの具体例

具体的には、レセプトコンピュータシステム、電子カルテシステム、両者の一体型システム、デジタルX線画像診断システム、画像ファイリングシステム、健康保険証の読み取りシステム、医薬品処方チェックシステムなどが挙げられ、各種の登録作業と保管情報のデジタル化は、保管情報の検索が容易になり、情報の再利用・転用を容易にすることができる等の点で生産性向上につながりますので、積極的に導入する医療機関の割合が年々高まっています。

2. レセプトコンピュータシステムとは

いわゆる医事会計システムのことです。日本の医療機関のほとんどが保険医療機関として医療サービスを提供しており、この保険診療収入を診療内容と対応する保険診療点数に基づいて計算等するシステムです（通称「レセコン」）。患者の窓口負担額以外に社会保険の仕組みに従って社会保険診療報酬支払基金、国民健康保険団体連合会に請求しますので、紙カルテから事務職員が入力するか、医師が診療内容を入力した電子カルテシステムの情報から、窓口負担金の清算、支払基金等に対する請求データの作成等をするために必要なシステムになります。ちなみに、電子カルテシステムは、1999（平成11）年4月から当時の厚生省（現在の厚生労働省）が「真正性」「見読性」

「保存性」を条件に認めるようになった診療録（いわゆるカルテ）の電子媒体による保存方法に合致したシステムのことです。

3. デジタル X 線画像診断システム、画像ファイリング装置とは

　X 線装置関連のデジタル化には、2つの側面で生産性向上への期待があります。ひとつは、フィルムの現像作業です。現像には現像液などの使用（スタッフの処理負担）と現像時間（患者の待ち時間）が必要になりますので、これらの軽減のために、薬剤を使わず撮影後に速やかに診察室の画面で確認ができるデジタル X 線画像診断システムの導入による効率化が図られます。

　もうひとつは、画像データの保存・再活用作業です。撮影データの保存期間は、撮影目的とした疾病に関する診療行為が終了したときから3年間ですので、カルテの保存期間に合わせて撮影日から5年間保管すればよいと言われています。しかし、特定の疾病を目的とした健診で撮影した撮影データの保存期間は7年とされている等、長期間にわたる保管が求められますので、画像ファイリングシステムのデジタル化は保管コストの軽減と膨大な保存情報の効率的な再活用につながります。

4. 介護事業における生産性向上のための資金需要

　介護事業においても、その多くが介護保険制度に基づく報酬をベースに経営していますので、請求の根拠となる利用者情報の管理から実際の請求業務まで連携したデータの管理、転用が必要であり、医療事業同様に施設基準の管理も一体化された介護保険請求ソフトを利用した電子データ化が欠かせません。

　より具体的には、利用者及び家族との初期面談の段階で利用者情報と生活環境（家族情報を含む）を登録します。ケアプラン全体の把握と登録、ケアプランを実施するために利用する他の事業者の情報、当該事業所における介護サービス提供計画、利用実績、施設基準の登録とメンテナンス、利用者負担金の請求・回収管理、各都道府県の国民健康保険団体連合会への保険請求

などにおいて、電子媒体による情報管理と転用が行われます。

　ハード面の特徴としては、利用者のご自宅で初期面談したり、サービスを提供する場面も多いため、タブレット型端末を利用することも多くなっています。また、労働集約型の業務になるため、介護現場における生産性向上のために支援機器（入浴介助装置等）の導入も考えられます。

5. 設備投資のタイミング

　ソフトウエアに対する投資のタイミングはどのようになっているのでしょうか。たとえば、診療報酬の改定は2年ごと（介護報酬の改定は3年ごと）に実施されますので、窓口業務で中心的に使用されるレセコンは少なくとも2年ごと（3年ごと）に更新が必要になります。ただし、更新が必要になるのはソフトウエア部分のみであり、コンピュータ本体の使用可能年数の途中になるため、多くのケースではレセコン代理店等が保守契約を締結して更新をサポートしており、そのタイミングでは大きな追加投資は発生しません。

　むしろ、Windows 等を基本ソフトとして動作する業務用ソフトが多くなり、この基本ソフトの寿命（約10年）によってハードを含めた各種システムの更新が避けられなくなっています。基本ソフトの寿命とは、その基本ソフトを使ったパソコンが動作しなくなるということではなく、ソフト会社のサポートが打ち切られることでセキュリティ面での安全性が維持できなくなり、実質的に使用できなくなるという状態を指します。業界特有のシステムは汎用性の高いシステムと違い量産による低価格化は進んでいませんので、ソフトを含めた設備更新のためには多額の資金需要が発生することになります。基本ソフトに対応する業務用ソフトの開発期間を加味すると、実質的には約5年～7年ごとに関連設備の更新に対する資金需要が発生すると想定されます。

6. 投資促進税制の活用検討

　医事会計システム等の生産性向上設備投資に対しては税額控除などの投資促進制度が適用できることもありますので、適用可能性を確認してください。

第3章　融資ニーズの早期把握と掘り起こし・提案～医療・介護事業者の資金需要

Q7 事業承継に伴う資金需要にはどのようなものがあるか？

A 医療機関の事業承継に伴う資金需要は、運営のベースとなるマーケットや設備等をどのように承継していくかに起因してさまざまな形で発生します。

解　説

　事業承継の詳細については第8章で解説しますので、ここでは事業承継の形態を事案が多く想定される「個人診療所を生前中に親族に事業承継するケース」と「2007（平成19）年3月31日以前設立の医療法人を親族に事業承継するケース」に絞って確認します。

1．個人診療所を生前中に親族に事業承継するケース

　個人の診療所の事業承継の実態は、診療所財産（従業員を含む）の承継と患者マーケットの承継になります。診療所財産は現院長の個人財産になりますので、これを事業承継する親族（以下、「新院長」）に移す際のコスト（不動産取得税、登録免許税など）が発生します。一方で、患者マーケットの承継には両者の診療に重複期間を設ける等の工夫は必要となりますが、営業権の売買等は必要条件になっていませんので特別な資金需要は発生しません。

2．診療所スタッフの承継

　診療所の運営に必要な財産のうち、従業員に関しては引き続き新院長の診療所に勤務することになる従業員に対しても現院長の診療所をいったん退職する扱いにして事業所都合基準で既得権としての退職金を清算（支給）することもできます。現院長の相続財産を減らす（若しくは、借入れをすることでマイナスの財産を増やす）効果があります。選択肢としては、承継前の期間も勤続年数に含めて（合算して）新院長の診療所を将来退職した時点で退

69

職金を支払うことも想定されますので、事前にスタッフと十分なコミュニケーションをとることが大切です。

3. 診療所設備の承継

　設備に関しては、老朽化しているケースがほとんどですので、まず、承継数年前に現院長の資金を投じて新院長が運営しやすい設備に修繕若しくはリニューアルしてから減価償却した後の簿価で譲渡することがあります。修繕等で投下される金額が資産価値の増加として評価されてそのまま反映されることは少ないからです。この際に、運転資金を維持するために現院長が新たな借入れをする可能性があります。同居する等して生計を共にしている親族であれば無償で使用して、当該資産の減価償却費その他の関連する費用を事業経費に計上することも考えられますが、最近は生計を別にしているケースのほうが増えています。

　つまり、現院長が開設した時代の診療所と新院長が運営していく診療所に対する患者のニーズは明らかに変化していますので、老朽化以上に、陳腐化してしまった設備のリニューアル費用、駐車場の拡張等のための資金需要が想定されます。

4. 2007年3月31日以前設立の医療法人を親族に事業承継するケース

　院長個人が診療所の土地・建物を所有して医療法人に賃貸している場合には、土地・建物の承継に関する資金需要は個人診療所のケースと同様ですが、土地・建物を医療法人が購入する場合には医療法人に資金需要が発生し、新院長個人が購入する場合には新院長個人に資金需要が発生するという違いがあります。

　医療法人が診療所の土地・建物を所有している場合には、医療法人の出資持分の移動として検討することになります。出資持分の評価等については、第8章で詳述しますが、持分を取得するために新院長個人に資金需要が発生します。

5. 贈与の検討

　いずれにしても、現院長と新院長の間では、親族間ですので譲渡を有償にする必要はないと考えるかもしれませんが、税務上は個人間の贈与（贈与税）の問題が発生します（不動産は登記されている一筆の単位が細分化されていないため贈与税額も多額になる可能性があります）ので、対象となる設備等を時価で売買することを原則とします。新院長は、購入のための資金を準備する必要がありますので、タイムリーかつ効果的に実行するためには、金融機関等からの外部資金の活用も必要になります。

　なお、売買で差益が生じた場合には、現院長の譲渡所得として確定申告が必要になります。

Q8 診療報酬債権の流動化の手法とその活用方法は？

A 保険医療機関が金融機関等と締結した診療報酬債権の譲渡契約に基づいて、診療報酬債務者に債権譲渡通知を行うことで、債権を譲り受けた金融機関等の口座に診療報酬が直接振り込まれるという仕組みです。

解 説

1. 診療報酬債権とは

　診療報酬債権とは、保険医療機関が被保険者等に対して保険診療をしたとの報酬として、保険医療機関が社会保険診療報酬支払基金又は国民健康保険団体連合会（以下、「診療報酬債務者」）からの支払いを受ける権利を表した債権です。診療報酬債権を売却する医療機関側にとっては、収入のメインになる診療報酬を早期に資金化することができ、積極的な投資に回すことが可能になります。

　一方、購入する金融機関にとっては、社会保険診療報酬支払基金、各都道府県の国民健康保険団体連合会などが診療報酬債務者ですので、債権の売主である保険医療機関の財務内容に起因する回収リスクが生じることのない、一般的な債権の流動化商品に比べて確実性の高い効率のよい資金運用になります。

2. 診療報酬債権の売却価額算定基準

　診療報酬債権は、一般的な債権の流動化商品に比べて投資リスクの低い商品ですので、金利（手数料）も一般的な流動化商品に比べると低くなっています。ただし、レセプトの内容に何らかの不備があったりしてレセプトの一部が返戻・保留対象になると、当然にその部分に相当する保険診療請求額が入金されなくなります。診療報酬債権を購入する金融機関は、購入対価の設

定に際しては売主である保険医療機関における過去の診療報酬請求における返戻・保留の実績を分析・評価することが重要になります。逆に、診療報酬債権を売却する医療機関としては、診療報酬の請求における返戻・保留を削減することができれば、請求業務の無駄がなくなるという本質的な効果に加えて、より有利な条件で診療報酬債権を売却することができるようになりますので、業務改善のなかでも取り組む誘因の大きい項目といえます。

3. 介護保険事業者が持つ介護給付費債権との違い

　介護保険事業者が行っている介護給付費請求と回収の実務上の流れは、診療報酬と似た流れになっており、介護給付費債務者は各都道府県の国民健康保険団体連合会であるという点では、同様に債権流動化商品として適しているといえそうですが、法的には大きな違いがありますので注意が必要です。

　法的には、診療報酬債権は保険医療機関が債権者であり都道府県の国民健康保険団体連合会と社会保険診療報酬支払基金が債務者ですが、介護給付費債権は都道府県の国民健康保険団体連合会が介護保険サービス利用者本人に対して介護給付費を支給するとする一方で、介護保険サービス利用者本人に代わり介護事業者に支払うことができ介護事業者に対して支払いがあった時には介護保険サービス利用者本人に対して介護給付費が支給されたものとみなすとしています（注）。

　つまり、介護事業者が持つ介護給付費債権は代理受領権に過ぎず、介護保険事業者が倒産するようなケースにおいては介護保険サービス利用者が介護保険事業者に対して持つ入居保証金などの債権と介護保険サービスの利用債務を相殺してしまうことで介護給付費債権が消滅又は減額されるおそれがある点で、診療報酬債権とは全く異なるものです。

　また、介護報酬算定基準は施設規模にかかわらず人員要件や施設要件に基づく加算等の計算があり、適用できる加算等をもれなく収入に反映しつつ返戻・保留を少なくするための事務処理体制が確立されていないと、返戻率等が大きく悪化するおそれもありますので、診療報酬債権よりも長い期間の実績を評価することも必要になってきます。

（注）介護保険法第41条（居宅介護サービス費の支給）
6　居宅要介護被保険者が指定居宅サービス事業者から指定居宅サービスを受けたときは、市町村は、当該居宅要介護被保険者が当該指定居宅サービス事業者に支払うべき当該指定居宅サービスに要した費用について、居宅介護サービス費として当該居宅要介護被保険者に対し支給すべき額の限度において、当該居宅要介護被保険者に代わり、当該指定居宅サービス事業者に支払うことができる。
7　前項の規定による支払があったときは、居宅要介護被保険者に対し居宅介護サービス費の支給があったものとみなす。

Q9 医療機関債の発行による資金調達とは？

A 医療機関債の発行は、資産を取得する際に限って利用することができる資金調達方法です。

解説

1. 医療機関債とは

　医療機関債とは、発行する医療機関が、①将来に債券を償還することで購入代金の返済、②償還期間までの金利の支払いを約束することで、債券を購入してもらい必要な資金を調達する方法です。

　発行法人は、医療法人に限定されています。これに該当しない個人経営の医療機関や、医療機関を開設・運営していても、医療法第39条（注1）に規定されている医療法人以外（社会福祉法人、財団法人、公的医療機関など）が発行することはできません。

2. 医療機関債は有価証券ではない

　医療機関債は、上述のように株式会社が発行する社債と似ていますが、民法上の消費貸借として行う金銭の借入れに際し、金銭を借り入れたことを証する目的で作成する証拠証券であり、金融商品取引法第2条に規定する有価証券には該当しません。つまり、医療機関債購入者と医療法人との間での金銭の貸し借りになります。

3. 発行できる医療法人の要件

　複数の第三者から資金調達する仕組みですので、財務状態が良いことが必要です。厚生労働省から公表されている「『医療機関債』発行等のガイドラインについて」〔最終改正：2013（平成25）年8月9日〕でも「当該医療法

人が医療機関債を発行する年度の前年度から遡って3年以上税引前純損益が黒字である等経営成績が堅実であることが望ましいものであること」としています。

また、その発行額が多額若しくは一度の発行における引受人数が50人以上である場合には、出資者の保護のために公認会計士又は監査法人等の監査が要求される場合もあります。

4. 遵守すべき法律等

借入金に該当するため、出資の受入れに際しては、出資法（注2）を遵守することが必要になりますが、医療法人が発行することから医療法その他の法規に反しないなどの留意も必要です。

また、前述のガイドラインの次の記述には、特に配慮が必要です。

「資金調達のため債券を発行するに当たり、適切なリスクマネジメントの下、関係法令に照らし適正かつ円滑になされることに資する観点から、債券の発行から償還に至るまでの各種手続き等に関し、購入者の自主的な判断のための情報の開示を始め医療法人が遵守すべきルール及び留意点を明らかにするとともに、医療機関債を購入することができる医療法人の条件等を定めるものであること。

また、医療法人がこのガイドラインを遵守しないときは、都道府県知事から当該医療法人に対し、医療法（昭和23年法律第205号）第64条第1項の規定に基づく医療機関債発行停止等の改善命令が行われる場合があること。」

なお、社会医療法人のみが発行できるものとして「社会医療法人債」もあります。

(注1) 医療法第39条（医療法人）
病院、医師若しくは歯科医師が常時勤務する診療所又は介護老人保健施設を開設しようとする社団又は財団は、この法律の規定により、これを法人とすることができる。
2　前項の規定による法人は、医療法人と称する。

第3章　融資ニーズの早期把握と掘り起こし・提案～医療・介護事業者の資金需要

(注2) 出資法（正式名称は「出資の受入れ、預り金及び金利等の取締りに関する法律」）により、出資金の受入の制限（第1条）、預り金の禁止（第2条）などに抵触しないことが特に求められています。

Q10 資金需要に関して医師等からよく質問されるのはどのようなことか？

A 設備投資などをする際によくある質問としては、次の4点があります。①自己資金で購入したほうがよいか、リースしたほうがよいか、金融機関から融資を受けて購入したほうがよいか。②返済期間は金利負担が少ない短期にしたほうがよいか、貸してくれるなら長期にしたほうがよいか。③元金均等返済がよいか、元利均等返済がよいか。④固定金利がよいか、変動金利がよいか。

解説

質問に対してわかりやすくメリットとデメリットを示して総合的にアドバイスし、十分理解していただいたうえで選択決定していただくことが後々のトラブル防止になります。

1. 自己資金か、リースか、借入れか

	メリット	デメリット
自己資金	・実質的な投資経費が少ない ・購入物件を長期的に使用できる	・いざというときに使える資金が減少する ・損害保険料、償却資産税等の維持費はすべて自己負担になる ・減価償却計算、固定資産税の申告などが必要になる
リース	・支払いと経費計上のタイムラグがない（前払いしなくてよい） ・リース料には、購入代金以外に金利、損害保険料、償却資産税等が含まれる ・保証人が必要ない ・損害保険料の負担が発生しない ・耐用年数より短い契約が可能 ・リース期間満了後の陳腐化した	・借入れよりも期間が短いことが多く、資金繰り上の負担が大きい ・本体価額以外にリース料が発生する ・途中解約できない（解約しても未経過リース料に相当する違約金の負担が必要） ・リース期間を超えて使用する場

第3章 融資ニーズの早期把握と掘り起こし・提案～医療・介護事業者の資金需要

	資産の処分義務を負わない ・減価償却計算、固定資産税の申告などが原則不要になる	合には再リース料が発生する ・リース料を支払い終えても所有権はリース会社に帰属している
借入れ	・運転資金に影響を与えない ・支払期間の設定に税務上の制約がない	・本体価額以外に金利が発生する ・損害保険料、償却資産税等の維持費はすべて自己負担になる ・減価償却計算、固定資産税の申告などが必要になる

2. 融資期間は短期か長期か

	メリット	デメリット
短期融資	・金利負担総額が抑えられる ・無担保で資金調達できることもある ・長期融資より金利が低くなることが多い	・資金繰りへの影響が大きい ・手元資金に余裕がなくなる ・借換えが約束されているわけではない
長期融資	・資金繰りへの影響が小さい ・手元資金に余裕が持てる ・調達可能資金が短期融資よりも多い	・短期融資より金利が高くなることが多い ・金利負担総額が多くなる ・担保設定などを求められることが多い

3. 元金均等返済か元利均等返済か

	メリット	デメリット
元金均等	・金利負担総額が抑えられる ・月々の金利計算がわかりやすい	・当初に支払金額が多くなるので、収入の不安定期には適さない
元利均等	・月々の支払金額が一定なので、資金計画は立てやすい	・金利負担総額が多くなる ・月々の金利計算が難しい

4. 固定金利か変動金利か

	メリット	デメリット
固定金利	・金利上昇傾向にあるときには、低金利が継続適用される	・一般的には、変動金利より高い金利が適用される ・金利低下傾向にあるときには、高金利が継続適用されてしまう ・繰上げ返済するときには、相応の費用負担を求められる
変動金利	・一般的には、固定金利より低い金利が適用される ・繰上げ返済するときの事務手数料はほとんど必要ない ・市場金利が低下すれば、金利負担が減少する	・金利上昇傾向にあるときには、水準の変化の影響を受けて金利負担が増える

※ 融資商品設計上の都合などにより金利の変動・固定の選択ができない場合には、事前にその旨の説明があると親切です。

第4章

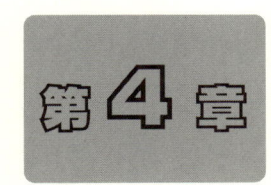

与信判断における決算書のチェックポイント

Chapter 4

Q1 医療機関・介護事業者の決算書の特徴と読み方のポイントは？

A 医療・介護事業は、医療保険制度及び介護保険制度（以下「制度」という）に依拠しており、その点を踏まえて、決算書を読み解く必要があります。競合施設の増加による競争激化や度重なる報酬のマイナス改定により、経営環境は厳しさを増しており、医療・介護事業の経営に精通する金融機関の支援が一層求められています。

解　説

1. 医療機関・介護事業者の財務面の特徴

　医療・介護事業の財務面における特徴を、他の産業との対比によって見た場合、まず第一に「制度」に依拠している点が挙げられます。

　医療機関や介護事業者では、産科などの一部を除けば、収益の大半は医療保険又は介護保険収益です。保険収益における価格はいわば「公定価格」であり、医療保険では2年に1回、介護保険では3年に1回報酬改定が行われ、しかもそれと同時に制度面の見直しも行われる場合が多いことから、そのたびに収益構造が変わり、事業のあり方そのものの見直しを余儀なくされることも少なくありません。

　したがって、事業者はその動向に敏感にならざるを得ず、金融機関の担当者としても常に最新の動向をチェックしておくべきと思われます。

　制度に依拠していることに関連して、さらに次のような点についても十分に理解しておく必要があります。

① 　保険収益については、その運営主体が公的な性格のものであるため、回収可能性が高く、貸倒れリスクが極めて小さいといえます。ただし、病院においては、入院患者に対する窓口未収金に回収不能が生じているケースもあり、その金額と回収見込みの把握が必要となります。

② 一部の事業については、地域において提供するサービスの量が制限されていることに留意しなければなりません。たとえば、5年ごとに作成される地域保健医療計画により基準病床数が定められ、3年ごとに作成される介護保険事業計画により、一部の介護保険事業について定員数の上限が定められています。事業者が新規事業の開設又は規模の拡大を図ろうとしても、必ずしもそれが自由に行えるわけではありません。

③ 事業を実施するために必要な設備、人員体制等についても、法令上基準が定められており、その事業を行うためには、基準以上の建物の面積や設備、資格者の数などを確保することが必要です。そのため、コストダウンには一定の限界があるといえるでしょう。

2. 各種の調査結果をもとに、財務指標と比較分析する

2番目の特徴として、上記のとおり、事業を実施するために必要な設備・人員基準が定められており、その面における差別化が難しいことから、事業の種類と規模によって、それぞれ収支構造は似通ったものになりやすいことが挙げられます。

したがって、財務分析の手法としては、決算書を同種・同規模の事業者のものと比較し、その差異を分析する方法が有効です。また、事業者別の時系列分析により自院等の現状と今後の方向性の参考資料になります。

この場合、病院は「一般」「療養」「精神」といった病院の種別や機能、病床規模などに基づき分類し、診療所は診療科のほか病床の有無、院内・院外処方などにより分類し、介護事業者は事業種別や定員規模などにより分類したうえで、それぞれ参考となる財務指標との比較分析を行います。

標準値との乖離が生じている場合、たとえば、医療機関の収益に対する材料費率が標準に比べて高いというときに、確かに購買管理や在庫管理に問題があるのかもしれませんが、診療の特性上高額の注射薬や診療材料を使用していることが原因かもしれません。単純に比較した結果だけで「良い」「悪い」と判断するのではなく、なぜそのような乖離が生じているのかを決算書等の関係資料を分析するとともに役員及び担当者へのヒアリング等を通じて

明らかにし、さまざまな角度から分析することが求められます。

また、少なくとも2～3期分の決算書を用意してその推移（時系列分析）を見ることが重要です。ここでも、なぜ構成比が変わったのか、なぜ増えたのか、減ったのかを詳細に分析します。

なお、この財務分析のため参考になる財務指標としては、次のようなものが挙げられ、一部はホームページ等でも公表されています。

① 厚生労働省「病院経営管理指標」（医療法人立の病院、公的医療機関及び社会保険関係団体立の病院を対象とし、各会計年度における損益状況（損益計算書）及び財政状況（貸借対照表）を集計したもの）
② 厚生労働省「医療経済実態調査」（社会保険による診療を行っている全国の病院、一般診療所、歯科診療所、保険薬局を対象とし、原則として診療報酬改定の前年に実施される）
③ 厚生労働省「介護事業経営実態調査」（介護保険施設、居宅サービス事業者、地域密着型サービス事業所を対象とし、原則として介護報酬改定の前年に実施される）
④ 独立行政法人福祉医療機構「貸付先病院・特別養護老人ホーム等の経営分析参考指標」
⑤ 全国公私病院連盟「病院運営実態分析調査」

3. 固定費が大きく、損益分岐点が高いことに伴う留意点

第三に、医療・介護事業ともに、典型的な労働集約型の産業であり、人件費、減価償却費などをはじめとする固定費の割合が大きいことが特徴です。収益に対する人件費率は、一般病院では50％を超え、介護事業では70％を超えています。

その担い手は、看護師や介護福祉士等の有資格者が中心であり、頻繁にマスコミ等でも取り上げられるように、人手不足、高い離職率が恒常化しています。近年では、必要な有資格者を確保できず、病院や介護施設の建物は完成したものの開設できないなどという事例もあるようです。マネジメントにおける人事・労務管理の重要性が他の産業に比べて極めて高いといえるでしょ

う。

　労働集約型でありながら、同時に多額の設備投資も必要です。近年、建築費が高騰していることに加えて、特に医療機関では、他の施設との差別化のためにも、高額な医療機器等を導入する事例が増えています。その結果、固定費の占める割合が大きく、損益分岐点が高くなる傾向にあります。

　また、施設の建替えや新規事業を開始する際には、損益分岐点に達するまでの十分な運転資金を確保しておく必要があるでしょう。これらの資金調達は、内部留保のほか金融機関からの融資によるのが一般的で、その場合借入金も多額となります。

　医療・介護事業ともに、少子高齢化の進展により「成長分野」としての将来性が強調されますが、その一方で、競合施設の増加による競争の激化や財政健全化のための度重なる報酬のマイナス改定などにより、その経営環境は決して楽観視できるものではなく、かつてのような収益性を維持できなくなっているのも事実です。

　安易な発想での事業化、規模の拡大を図ることは避けるべきです。保守的な事業計画のもと、いかに他の事業者との差別化を図り、地域に根ざした運営を行っていくかが重要といえるでしょう。

Q2 医療機関の収益はどこがチェックポイントになるか？

A 医療機関の収益を構成要素別に分解し、その「中身」を分析することが、医療機関の収益構造を理解するうえでは大変重要です。入院収益の分析においては、「病床利用率」と「平均在院日数」をチェックします。

解説

1. 医療機関の収益は構成要素別に分解して分析する

医療機関の収益は、構成要素別に次のように分解し、分析を行います。

(1) 入院収益 ─ 保険収益＝病床数×病床利用率×1人1日当たり平均単価×365日
　　　　　　└ その他収益

(2) 外来収益 ─ 保険収益＝1日当たり患者数×1人1日当たり平均単価×稼働日数
　　　　　　└ その他収益

(3) その他事業収益

保険収益が医療機関の収益全体に占める割合は、病院では平均で90％以上、診療所でも小児科、産科など一部の診療科を除き90％前後からそれ以上となっており、いずれも収益の大半が保険診療によるものであることがわかります。

診療報酬はいわば「公定価格」であり、「診療報酬点数表」に基づき1点10円で計算されます。毎月1か月ごとに、患者1人当たり1枚のレセプトにまとめて各保険者に対して請求します。

医療機関の経営者（院長）や事務局（医事課）がこの点数表にどれだけ習熟しているかによって、その医療機関の収益も変わります。習熟していない場合には、請求漏れや返戻、査定減となって表れます。金融機関の担当者と

しては、その医療機関の事務能力の高さについても評価しておく必要があるでしょう。

2. 入院収益では「平均在院日数」と「病床利用率」がポイント

　病院においては、病院の収益全体の多寡を評価してもそれほど意味はなく、部門別の収益管理という考え方が不可欠です。入院収益は、「一般」「療養」「精神」などの病床の種別、「7対1」「回復期リハビリテーション」などの施設基準別、あるいは診療科別に検証していきます。

　入院診療単価に関連して、「平均在院日数」についてもチェックしましょう。平均在院日数は、入院の回転率を表す指標で、次の計算式で算出されます。

$$平均在院日数（月間）＝\frac{月間在院患者延べ数}{（月間新入院患者数＋月間退院患者数）\times 1/2}$$

なお、新入院・退院患者とは、当該1か月間に新たに入・退院した患者をいいます。

　厚生労働省が各病院に入院期間の短縮化を求めており、入院後一定期間内における診療報酬を高めに設定したり、より高い施設基準を届け出るためには平均在院日数が一定水準以下であることを要件とするなどのインセンティブを与えています。平均在院日数の短縮が、入院収益の向上につながります。

　一方で、入院期間を短縮することは、通常では病床利用率の低下を招きます。そこで、平均在院日数を短縮するのと同時に、病床利用率を維持するために、入院患者の実数を増やす、すなわち新入院患者を確保する対策が必須であり、そのために、各病院は他の医療機関等と連携して紹介患者の確保に努めているのです。

　以上のように、入院患者数と病床利用率、平均在院日数、1人1日当たり平均単価はそれぞれ有機的に関連しています。病院には、これら重要な指標を1枚にまとめた一覧表（患者統計資料）を作成してもらい、月次試算表とともに、毎月チェックすることが望ましいでしょう。

3. 外来収益は主要3要素と主要3指標から分析する

　外来収益の分析には、主要3要素（「点数」「件数」「日数」）と主要3指標（「1件当たり点数」「1件当たり日数（平均通院回数）」「患者1人1日当たり点数（診療単価）」）と呼ばれる概念を理解することが近道です。これらの関係を理解することによって、収益の内訳を明らかにすることができます。

〈主要3要素と主要3指標の関係〉
　　総点数（保険収益）＝　　　総日数　　　×診療単価
　　　　　　　　　　　＝総件数×平均通院回数×診療単価
　　　　　　　　　　　＝総件数×　　1件当たり点数

　たとえば、収益が前期に比べて減少したというときに、上記のうち、どの指標が減少したことが原因なのか、それによって、その対策は異なります。

　上記のうち、平均通院回数は、長期処方などにより、一般的にどの診療科においても逓減傾向にあり、多くのケースではその傾向が表れたものと捉えてよいでしょう。一方で、収益の減少が実患者数（総件数）の減少によるものであるとすれば、競合施設に患者が流れている可能性も否定できず、その原因をさらに深く追究しなければなりません。

　外来診療単価については、診療科別、かつ院内・院外処方別に標準値と比較します。その分析にあたっては、厚生労働省の「社会医療診療行為別調査」が参考になります。

　診療単価についても、単純に高いかどうかという評価は意味がありません。診療内容別・診療行為別等に分析し、この「中身」を捉えることが重要です。たとえば、同じ内科であっても積極的に在宅医療に取り組む医療機関の平均単価は高めとなり、反対にリハビリテーションを実施している医療機関では低めとなります。

　また、診療単価を初再診・検査・投薬等の診療行為別に分析し、全体のなかでどの部分が高いのか低いのかを明確にすることで、その医療機関の診療機能を捉え、収益向上の参考にすることができます。

4. 医療機関が行う多角化

　介護保険サービスや病児保育、疾病予防運動施設（メディカルフィットネス）など、医療保険外の事業に取り組む医療機関も近年増加しています。医療法人の場合には、附帯事業としてそれらを実施することができます。

Q3 介護事業者の収益はどこがチェックポイントになるか?

A 介護報酬算定の仕組みについて、概略を理解しておきましょう。利用定員に対する稼働率の向上や訪問効率の向上が収益向上のポイントになるものと考えます。

解説

1. 介護報酬算定の仕組み

　介護事業者の収益についても、医療機関と同様、その大部分は介護保険による収益です。しかし、介護施設や住居系サービスにおいて徴収する居住費や食費などは、原則として全額自己負担となりますので(ただし、低所得者の場合には居住費や食費などのうち一定額が介護保険から給付されます)、その場合には保険外の収益もある程度見込まれます。

　介護報酬は、診療報酬のような「点数」ではなく「単位」によって表されます。診療報酬における点数が、1点10円で計算されるのに対して、介護報酬における単位は、1単位10円を原則としつつも「地域区分」を設け、主に大都市圏において、人件費などの地域間格差を調整する形をとっています。

　介護報酬は、基本サービス報酬に対して一定の加算・減算を行い、さらに処遇改善加算率を乗じて計算し、1か月分をまとめて各都道府県の国民健康保険団体連合会に請求します。

2. 稼働率の向上や訪問効率の向上が収益向上のポイント

　介護事業者の収益は、提供する各サービス別に「利用者数×利用者1人当たり平均単価+その他の収益」として分析できます。

　このうち、利用者数については、介護施設や住居系サービス、通所系サー

ビスなどの利用定員があるものでは、これを「定員数×稼働率」と置きかえることができるでしょう。この場合には、いかに稼働率を向上させるかが運営上のポイントとなります。

目標利益を達成する稼働率の水準を常に念頭に置いたうえで、地域内のケアマネジャーや他の事業者、医療機関等と連携して、利用者の確保に努めることが収益向上の鍵となります。

一方で、訪問看護・介護などの訪問系サービスには定員はありませんが、一般的に職員1人当たりの訪問件数を向上させることが収益アップにつながります。「介護事業経営実態調査」でも、たとえば訪問看護ステーションにおいては、職員1人当たり延べ訪問回数が増えるほど収益性が向上する結果となっています。

また、利用者1人当たりの平均単価は、厚生労働省の「介護給付費実態調査」や「介護事業経営実態調査」に標準値が掲載されており、参考になります。たとえば、2014（平成26）年の介護事業経営実態調査によれば、介護老人福祉施設では利用者1人当たり12,351円、通所介護（予防を含む）では利用者1人当たり9,791円、訪問介護（同）では訪問1回当たり3,399円などとなっています。

介護報酬算定上、基本サービス報酬は、各介護保険サービスごとに、利用者の要介護度や利用回数、利用時間などを考慮して定められています。利用者の要介護度を高めに設定することに加えて、一定のサービス水準や人員体制を整備することにより、いかに加算を算定できるかが収益向上のポイントであると考えられます。

Q4 材料費はどこがチェックポイントになるか？

A 材料費は「変動費」としての性格を有し、収益に対する比率により、その妥当性を検討します。また、医薬分業のメリットとデメリットについて理解しておきましょう。

解説

1. 材料費は変動費として収益に対する比率により分析する

　医療機関における医薬品費、診療材料費、給食材料費や検査委託費、介護事業者における介護材料費や給食材料費などは、収益に対する比率によりその妥当性を検討します。たとえば、医療経済実態調査における一般病院の材料費率は、おおむね20％程度となっています。

　これらの費用は「変動費」と呼ばれ、収益に比例して変動（増減）する性格があり、事業内容のほか、使用する医薬品・診療材料等の種類や単価が変わらない限り、この比率は一定に保たれる傾向にあるからです。したがって、前年に比べて、あるいは他の同種・同規模の事業者に比べてこの比率が高い場合には、この原因について仕入関係資料を分析するとともに仕入責任者等へのヒアリング等を通じて検証してください。

2. 医療機関における購買管理のポイントと医薬分業

　医療機関、特に診療所においては、経営者（院長）が価格交渉に不慣れであることから業者任せになり、購買管理が適正に行われていない例が見受けられます。購買管理とは、適正な品質のものを、時間的・価格的に最も有利に購入することであり、そのポイントとしては、

　① 現在購入している医薬品や診療材料などについて、それぞれの価格や薬価差（販売価格（薬価）と納入価格との差）などを把握したうえで、

② 対象となる製品の情報（新製品情報・価格情報）を収集し、
③ 複数の業者から見積りを取り、粘り強く交渉を行う。
④ 購入金額の高い（頻繁に使用し、又は単価の高い）材料などを優先して交渉する。

などが挙げられます。

医療機関では、ジェネリック医薬品を採用することや医薬分業に切り替えること、給食や検査等について外注に切り替えることも選択肢の一つと考えられます。特に、薬価差が年々縮小するなかにあって、医薬分業に切り替える医療機関はこの十数年で飛躍的に増加しています。

3. 医薬分業のメリットとデメリット

医薬分業のメリットとデメリットについて理解しておきましょう。

（1） **メリット**
① 一定の経済的効果（粗利益の向上）が得られることがある。
② 医薬品購入資金が大幅に減少し、資金繰りが改善する。
③ 薬剤ロス・在庫保管コストや薬袋等の消耗品費が減少する。
④ 受付事務・保険請求事務が軽減され、人件費削減に繋がる。
⑤ 薬の待ち時間が短縮され、待合室や駐車場の混雑を緩和できる。
⑥ 院外薬局の薬剤師による正確な処方、服薬指導が期待できる。

（2） **デメリット**
① 患者が薬局に行く二度手間が生じるほか、経済的負担が増加する。
② 薬価差益を享受できなくなる。
③ 院外薬局での調剤や患者対応、服薬指導が不適切である場合、患者サービスの低下に繋がるおそれがある。

Q5 人件費はどこがチェックポイントになるか？

A 医療機関・介護事業者の収益に占める人件費率は、一般的に50%を超え、最も収入構成比率の高い費用となっています。率先して処遇改善と勤務環境の改善に取り組むことにより、質の高い職員を確保することが今後のマネジメントには不可欠です。

解説

1. 人事・労務管理が医療・介護マネジメントの要(カナメ)

「事業は人なり」といわれますが、殊に医療・介護分野は機械や設備によってサービスを代替できるわけではありませんので、スタッフの良否がサービスの質に直結します。しかし、その一方で、医療・介護分野は典型的な「3K」（きつい、きたない、危険）の職場であるといわれており、離職率も一般的に高く、各事業者は人手不足に苦しみ喘いでいるのが現状といえるでしょう。

また、収益に対する人件費率は、一般病院や介護保険施設の平均が50%を超えており、通所介護や認知症対応型共同生活介護（グループホーム）などでも同様となっています。さらに、訪問介護では73.7%、訪問看護では76.6%といずれも70%を超えています。ただし、営利法人が開設する介護事業所の人件費率は他に比べて低くなっており、開設主体によって開きが見られます。

いずれにせよ、人件費の占める割合が圧倒的に大きく、人事・労務管理はマネジメントのまさに要であるといえそうです。

2. 人件費は職員数と給与水準から分析

人件費については、職員の数と給与水準という2つの側面から分析するこ

とが可能です。人件費率が標準に比べて高いという場合に、その原因は、①職員数が多いのか（あるいは職員数に見合う収益が獲得できていない）、又は②1人当たりの給与水準が高いのか、これら2つの原因が主に考えられます。

前者の①職員数の分析においては、1人当たりの収益・付加価値、利用者1人当たりの職員数などの労働生産性指標から評価するのが有効と思われます。

また、②給与水準の分析においては、医療機関・介護事業者の職種別の平均給与額が「医療経済実態調査」や「介護事業経営実態調査」に掲載されているほか、厚生労働省の「賃金構造基本統計調査（賃金センサス）」には、看護師などの職種別かつ年齢階層別・勤続年数別にまとめられており、参考になります（次ページの表参照）。

さらに、給与水準の分析にあたっては、職種間・年齢階層別のバランスや、基本給と手当・賞与のバランスがそれぞれ適正であるかという視点からも検討する必要があるでしょう。また、介護事業者においては、非常勤職員を上手に活用することにより、全体の給与水準を低めに抑えている事業者も多いようです。

介護職員の給与水準は、処遇改善交付金（現在は処遇改善加算）が支給されていることなどもあり、近年では改善が見られます。医療機関においても、2014（平成26）年6月に成立したいわゆる医療介護総合確保推進法により、各都道府県に「医療勤務環境改善支援センター」が設置され、医療従事者の勤務環境改善に取り組むことが義務付けられました。

今後は、率先して処遇改善や勤務環境の改善に取り組むことによって、職員満足度が向上し、質の高い職員を確保し、それを経営の安定に繋げていく姿勢が求められています。

なお、医療機関・介護事業者ともに、請求事務や給食など一部の業務を外部に委託したり、人材派遣会社から派遣を受けているケースが見られます。この場合、これらの費用は委託費やその他の費用として計上されており、それらの委託や派遣の有無を考慮したうえで、人件費について検討してください。

＜職種別きまって支給する現金給与額、所定内給与額及び年間賞与その他特別給与額（産業計）＞

区　分	企業規模計（10人以上）				
	年齢	勤続年数	きまって支給する現金給与額	所定内給与額	年間賞与その他特別給与額
男女計	歳	年	千円	千円	千円
医師	40.8	5.2	892.7	795	827.9
歯科医師	37.3	6.2	585.2	574.7	320.4
獣医師	39.1	9.6	455.5	413.9	592.1
薬剤師	38.6	7	376	346.5	799.7
看護師	38.9	7.7	329	295.6	781.8
准看護師	47.2	10.5	286.2	259.6	653.2
看護補助者	43.8	7.1	205.4	191.3	438.4
診療放射線・診療エックス線技師	38.8	10.3	361.8	322.8	920.2
臨床検査技師	38.1	10.6	316.4	283.7	887.6
理学療法士、作業療法士	31.3	4.8	274	264.6	609.4
歯科衛生士	33.3	5.7	245.5	235.6	405.2
歯科技工士	36.2	11	313.5	282.3	554.9
介護支援専門員（ケアマネージャー）	46.9	8	262.9	253.5	567.7
ホームヘルパー	44.7	5.6	220.7	207.3	285.9
福祉施設介護員	39.5	5.7	219.7	207.8	456.7

（出所）厚生労働省「平成26年賃金構造基本統計調査」

第4章　与信判断における決算書のチェックポイント

Q6 設備費はどこがチェックポイントになるか？

A 減価償却費やリース料、地代家賃などの設備費は、管理不能費であって、すぐにこれを削減するのは不可能です。設備投資を行う際に、綿密な事業計画のもと適切に判断することが重要です。

解説

1. 事業計画策定時に適切に判断する

　減価償却費やリース料、地代家賃などの経費は、過去の設備投資などの結果として生じているものであり、すぐにこれを削減するのは不可能ですから「管理不能費」として分類されます。

　管理不能費は、経営者が一度意思決定（契約・投資等）をすると、その後数年間は不可避的に発生する費用であり、その意思決定時に、経営方針や目指している機能に照らして適切な投資であるかどうかについて判断しなければなりません。

　近年、建築費が高騰していることに加えて、特に医療機関において、他の施設との差別化のためにも、高額な医療機器等を導入する事例が増えており、新規事業を開始する際や建替えなどの際における設備投資額が全体的に増額傾向にあります。綿密な事業計画により、その採算性について慎重に見極める必要があるでしょう。

　また、設備投資の判断を行う際に陥りやすい過ちは、その金額のみに目を奪われてしまい、この設備投資に付随して発生する設置費用や手続費用などのコスト、保守料、償却資産税、借入金の利息など導入後の維持費について、あまり考慮せずに判断してしまうことです。事業計画には、それらのコストも十分に織り込んで検討すべきと思われます。

2. 収益に対する減価償却費の比率

　収益に占める減価償却費の割合は、介護事業者の場合には、訪問介護・訪問看護などの訪問系サービスで1％台と低く、その他のサービスでは4～6％程度となっています。

　医療機関の場合には、一般病院では平均で約6％、診療所では診療科にもよりますがおおむね3～5％程度と思われます。なお、医療機関では、医療法人などとは別に営利法人（メディカルサービス法人）を設立し、その法人を通じて不動産の賃貸や医療機器のリースを行っている例も見られます。

第 4 章　与信判断における決算書のチェックポイント

Q7 広告宣伝費はどこがチェックポイントになるか？

A 自院における年間の広告宣伝費と広告媒体ごとの現状把握を行ったうえで、費用対効果の高い広告（広報活動を含む）かどうかを定期的に検証することがポイントとなります。

解説

1. 自院の年間広告宣伝費の把握

まずは自院の年間広告宣伝費の現状把握を行います。事業収入に占める割合はどれくらいか、それは業界平均値と比較するとどうか、広告媒体ごとに毎月どれくらい使っているか、このような点を検証するだけでも広告宣伝費の問題点は明らかになってきます。

2. 医療機関における広告媒体の種類

広告媒体は、「不特定多数に告知するもの」と「特定の人に配布や閲覧できる印刷物等」とに大別できます。不特定多数に告知するものとしては、開業告知のチラシや駅看板、野立看板、電柱看板、電車・バス広告、電話帳（タウンページなど）、新聞の折込チラシ、新聞・雑誌等の広告があります。これらはすべて、医療法に基づく広告規制によって、限定的に認められた項目のみを広告対象としています。

一方、「特定の人に配布や閲覧できる印刷物等」は、広報誌、パンフレット、ミニコミ誌、名刺、ホームページなどがあります。広告媒体ではありませんがマスメディアへの露出度合いを高める、講演会や公開講座の企画、地域活動への積極的な参画、といった広報活動も、自院の広告宣伝としては、非常に重要なツールといえます。

3. 広告宣伝の定期的な確認

　広告宣伝にコストを投じるうえで、各々の広告媒体が告知や集患といった目的別に貢献しているのかという内容を定期的に検証することは重要です。その際、患者や家族、地域住民、関係医療機関や介護事業者、あるいは行政機関といった各々の目線から考える必要があります。たとえば、患者や地域住民の視点では、どのような場所（アクセス方法）でどのような医療（診療科や医師の略歴・年齢・性別、カルテ開示の有無、紹介可能な介護関連施設、専門医の認定、セカンドオピニオンの実施、患者相談窓口の設置の有無など）が提供されているのか、といった内容が広告規制の範囲内で効果的・効率的認知を促す手段となっているのかを確認します。

　なお、広告媒体は自院の大切な広報担当の役割を果たしますが、最大効率の集患を期待し、自院の求める患者がいる地域にて広告されているかを確認するには、診療圏内の患者調査を行うことが必須となります。たとえば、来院時の問診票から患者住所地や認知経路を把握することはできます。また、自院の診療機能に対して紹介経路となりうる医療機関の分布と規模を図ることも可能です。これらのデータを十分吟味するとともに、認知が十分できるような内容であるかなど、最大効率化した広告媒体の設置場所を導き出します。

　また、いったん活用を開始した広告媒体は、その内容とともに、破損や劣化が生じていないかどうかも含めて、定期的なメンテナンスが必要です。特に物理的事象については、認知の妨げになるどころか、自院のイメージダウンを誘発するリスクがあります。

4. 広告宣伝費の戦略的視点

　さまざまな広告媒体をリストアップし、各々の広告媒体にどれくらいコストが生じているかを比較し、どの方法が最も集患に貢献するかの費用対効果を測定し、広告媒体が必要か否かを判断したうえで対策を講じていく、こういったプロセスが重要となってきます。

第 4 章　与信判断における決算書のチェックポイント

　なお、広告媒体のなかでも、特にホームページは、医療法上の広告規制の対象外なので表示内容はかなりの自由度が許されています。したがって、詳細な院内情報を患者や地域住民、あるいは連携する医療機関向けに、各々の立場で情報発信するには極めて有効なツールとなります。また、急患や特殊疾患など、診療目的が明確な症例は、インターネットで医療機関を検索することが多く、ホームページにおいて全面的に専門性を打ち出し、他機関との差別化を図ることは、広告戦略の最大効率を高める一助となります。たとえば、同じく広告媒体として効果の高い折込チラシに、ｉタウンページからホームページの URL をリンクさせると、広告ツールの相乗効果が生まれ、集患に良い影響をもたらします。

　医療機関が経営上求められる広告宣伝費には、患者や地域住民の心をしっかりとつかめる効果的媒体や広報活動を費用とともに定期的に検証していく仕組みを構築していくことが肝要であり、チェックポイントとなってくるでしょう。

Q8 水道光熱費はどこがチェックポイントになるか?

A 水道光熱費は、コスト削減のみならず、医療サービスの質向上にも寄与する利点を見出すことがポイントとなります。

解説

1. 医業経費における水道光熱費の占有率は高い

　水道光熱費の見直しはコスト削減を図るうえで、とりわけ即効性が高いと考えられています。今、水道光熱費は、電力供給体制の逼迫や消費税率の引上げ等による影響を受け、料金そのものは大幅に引上げ傾向にあります。人為的に管理することは難しく、固定費として分類されていますが、病院についていえばコストに占める割合は約3％と、固定費のなかでは大きなウエイトを占めています。

　一般財団法人省エネルギーセンターのデータによると、病院の延べ床面積当たりのエネルギー消費量は、産業全体でも多い水準となっています。病院は入院患者のために基本的に24時間365日稼働し、快適性、安全性が求められる業態であることが、その原因です。病院の厨房施設や浴室設備では電気・ガス・水道を大量に使います。また、手術や検査時には大型医療機器が電力を多く使用します。これらの要因が重なり、必然的に医業費用における水道光熱費の占有率は高くなっています。

2. 水道光熱費の適正な削減策

　水道光熱費の削減策を効果的に進めていくうえで「人的なアプローチ」と「設備面からのアプローチ」の2つの対応が考えられます。

　(1) **人的アプローチ**

　人的アプローチでは、職員が効率的な使用方法を認識し、業務において削

減を図るための意識をしっかりと有していくための取組みの推進が重要です。病院をはじめとする医療福祉施設は、その公共的側面の強さから、設立主体や法人形態を問わず、環境に配慮した取組みが今後ますます求められてきます。

　ただし、電気や水道の使い方は、各々の生活習慣により異なります。そのため、常に意識していない限り、効率的な使用に改めることはできません。まず取り組むべきは、水道光熱費を使用するうえでのルール策定です。たとえば、利用者不在の部屋や廊下、共用スペース等のエリアでは、できる限り必要最低限の照明や空調の範囲内に留める、電気の使い方がピークになる前に空調や照明を消す、など当たり前のことを当たり前に行うことです。

　これらの優先順位をあらかじめ決めたうえで、次に重要なのが職員に対する啓発です。先述の優先順位を含め、無駄な使い方を改めるための講習会を開催し、各々の削減意識を高揚させる活動の実施が求められます。患者に対する配慮を前提とする場合は、職員を対象としたクールビズやウォームビズといった取組みを導入することが、空調管理による電力削減の一助となります。その他、今後国が推進する気候変動キャンペーン「Fun to Share」への参加やISO14001に基づく環境マネジメントシステムの構築といった取組みも「人的なアプローチ」を進めていくうえで絶好の機会となります。組織的に最適な省エネ方法や上手な商品の使い方に取り組むことが、水道光熱費の適正化にまずもって不可欠となります。

(2) **設備面のアプローチ**

　設備面のアプローチでは、空調や照明などのエコ製品（LEDライトなど節電型照明器具）の採用や太陽光発電システムの導入を検討するなど、抜本的に電力設備の改善や運用の見直しで省エネルギー化を図り、節電対策を講じる方法があります。特に、電気やガスには、多彩な契約プランが存在するので、利用状況が明確な場合、契約を変更することで電気代、ガス料金を削減できる場合があります。

① 電気代

　電気代を見直す場合、契約電力部分に一定の費用が発生します。また、夏

季契約や冬季契約、使用量を対象にした契約、時間帯での契約などその内容は多岐にわたります。これらを精査したうえで、継続した削減効果が想定できる契約へと見直しを進めることが望ましいでしょう。また、使用量は季節、時間帯で刻々変化するため、人為的コントロールが難しいとされていますが、電力使用状況を監視・分析し、電気の過使用を通知する電力監視・デマンド警報機といったシステムの運用も、電気代が「見える化」できるといった点では、削減効果も期待できます。

② 水道代

水道代については、節水への継続的な啓発活動のみならず、蛇口やシャワーヘッド、トイレに節水コマ及び女子トイレへの擬音装置といった節水器具の取付けや井水ろ過装置の導入、屋上の雨水、地下水の利用など、設備面による根本的な節水対策の実施も費用対効果が見込まれれば検討すべきでしょう。

③ ガス代

ガス代では、エコタイプのガス給湯器を利用する方法や既存の都市ガスから天然ガスへの切換え、あるいはガスコージェネレーションシステムの導入などの省エネルギー対策により、長期的視点で光熱費が大幅に減少されると想定できる場合、見直しは十分検討すべきです。

3. 水道光熱費の戦略的視点

なお、省エネ方法や上手な省エネ商品の検討をする前に行うべきことは、自院のエネルギーの使用に関する現状を把握することです。そのうえで、節電や節水について、たとえば「年間料金の3～20％の削減をする」といった目標値を設定します。具体的な数値目標として、エネルギー使用量を対前年比1％削減すると、電気代は○○円の削減が可能となるといった具合です。その際、想定した値と、実際の使用状況を比較検証することが大切です。

毎月の固定費である水道料金や電気料金が下がれば大きなメリットがありますが、設備導入によるイニシャルコストも生じることに留意が必要です。すなわち、省エネ設備の導入を図ったところで、必ずしも継続効果が表れる

第4章　与信判断における決算書のチェックポイント

とは限らないので、定期的な費用対効果検証の必要性はいうまでもありません。しかし、これらは、職員の行動や規範に直結するものでもあり、職員のモチベーションがしっかり維持できるような標準行動やルールを策定し、遂行することは、コスト削減のみならず、職員教育やサービスの質向上にも結び付く利点を有しています。

　したがって、これらの視点から水道光熱費をチェックしていくことがポイントとなってきます。

Q9 業務委託費はどこがチェックポイントになるか？

A 委託費は、人的資源を第三者に委任することから人件費と比較されますが、「コスト削減要因」と「生産効率の向上」の視点がポイントとなります。

解説

1. 医療機関における業務委託とは

近年、特に医療・介護業では、固定費のなかでも多くを占める人件費の変動費化を高めるために、業務のアウトソーシング化（外注化）が進んでいます。特に、報酬改定時に大きく影響を受けるとされる保険医療機関は、経営が悪化した場合に、固定費の比率が高い傾向にあるため、できるだけ固定費を変動費化することにより、柔軟な医業経営を目指すことが可能になると考えられています。

業務委託のジャンルは多岐にわたりますが、代表的なものとして医療（介護）事務や給食、建物管理（清掃含む）、システム運用、各種コンサルタント活用等が挙げられます。業務委託により、将来的な人件費負担の抑制を図ることが可能になりますが、業務の特性によって費用削減効果がそれぞれ異なってきます。したがって、これを見極めることが重要となります。

2. 医療機関における業務委託の利点

一般的に医療機関は、以下のような利点を求めて業務委託を行います。

(1) **外部専門性の活用**

業務委託の内容によっては、外部の受託事業者のほうが経験やノウハウ等を有している場合が多く、自院の職員が対応する以上に、より効率的・効果的な業務が遂行できます。

(2) 本来業務への特化

業務委託により、自院の職員が本来業務に集中、特化できる体制となり、業務効率と同時にサービスの質向上を図ることができます。

(3) 変化への柔軟性

社会情勢や経営環境が変化した場合、当該業務内容の見直しに直面する事態が生じることがあります。委託業者が予定通りに実行できるかも含めて自院の担当者が管理していく必要があります。

3. 医療機関における業務委託の留意点

たとえば、寝具や医療（介護）機器保守等を委託する場合は、明確に単価設定がなされているため、他施設との比較が有効に機能するかもしれません。しかし、保安業務や定期清掃業務などの「人に委ねる業務」や設備管理といった施設の維持管理を司る業務などは、価格のみを単純に比較検証の対象とするべきではありません。全体のパフォーマンスにも重きを置くべき業務委託の領域があることにも十分留意し、複眼的な視点から見直しを図っていく必要もあります。

では、委託費の適正化を求めていくにはどうすればよいのでしょうか。いくらコストが低い委託業者でも、品質や納期を守らないことは問題です。その逆もまた然りです。品質とコスト、納期、これら複眼的視点から委託先の検討はなされねばなりません。そのため、見積書や仕様書は、その内容の細部までチェックをする必要があります。原材料ベース（単位当たり仕入価格）でいくら要するか、どのような機器や物品で業務を遂行するか、その場合のチャージレート（加工時間当たりの総合賃率）は適正か、担当者は適切に教育を受けているか、不測の事態が発生したときにエリア内の補完機能は整備されているかなど、これらは付随して得るべき情報です。

また、診療行為以外の業務を担うために設立されるMS法人（メディカルサービス法人と呼ばれ、設立主体は株式会社などの会社法上の会社）は、通常、節税や経営の効率化を目的として、医療機関内の売店での物品販売や不動産賃貸業、人材面や設備面に対する請負業務を主な業務としています。

したがって、医療機関は MS 法人に業務を委託する場合、第三者に依頼した場合と比較して、委託費金額の比率は高くなる傾向があるので、特に注意が必要です。

4. 委託業務を見直す場合の基本スタンス

委託業務を見直す場合の基本スタンスは次のとおりです。
- 委託事業を管理監督している双方の部門（担当者）は、どこ（誰）か
- 委託業者は、自院にとって誠実なパートナーとして業務を遂行してくれているか
- 業務内容は本当に委託すべきものなのか、その範囲や目的は明確となっているか
- 委託業務内容の仕様や手順は適切か、それは個別施設の事情に沿っているか
- 委託先から3件以上の見積りを請求しているか
- 上記を踏まえたうえで、委託費は自院の経営状況に見合っているか

5. 業務委託費の戦略的視点

積極的に業務の見直しを図る過程において、割高になっているコストの是正は当然ですが、何をもって割高と判断するのかは十分な精査が必要です。その点を検証するためにも、委託業者には業務精度や安全面への配慮、機能の向上にいかに寄与しているのかを日々の報告書に明確に記載してもらう習慣が必要です。そして、その内容は、委託する側とされる側の双方が常にモニタリングし、定期的にレビューすることを前提とします。こういった協働作業を経て、双方が適度な緊張感のなかで、質の確保・向上を図ることが望まれます。このようなプロセスを共同で行うことは、双方の偏向意識を解消し、責任感と連帯感の高揚に繋がります。委託先に対する一方的な値下げ要求は、「安かろう、悪かろう」の状態を招きかねません。それどころか、双方のパートナーシップを足元から崩すリスクも誘発します。

真の意味での費用対効果を導き出すためには、着目すべきは決してコスト

のみではありません。複眼的視点による全体のパフォーマンス評価を双方が共有し、理解し、改善し、最終的に「WIN－WIN」の関係を築くことこそ、「コスト削減」と「生産性向上」の両輪を得ることの大きな一助となります。

　したがって、これらの視点から業務委託費をチェックしていくことがポイントとなってきます。

第5章

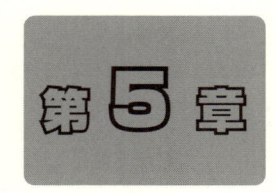

独立、新規開業に向けた
アドバイス

Chapter 5

Q1 診療所の事業計画策定の手順はどうなるか？

A 診療所の開業は、一般の事業の創業以上に時間がかかります。生命と健康に関する事業であるため、各種の法規制の制約があり、設備投資額も比較的大きく、また、医師、看護師、薬剤師、理学療法士などの専門職種が従事するため、スタッフの募集も容易ではありません。このため周到な事前準備、計画が必要です。

解説

　診療所開設のための基本項目が記載してある開業スケジュール表を基に手順を踏んでいくと、確実に開業できると思われます。なお、この開業スケジュール表は標準的なものです。施設規模、戸建てかビル診（ビルの一角で開業する診療所）か、また診療科目などにより、内容、期間等が多少変わってきます。たとえばステップ5「設計事務所との打合せ」、ステップ6「土地購入等」、ステップ7「建築施工」、ステップ8「内装」などは、施設内容により当然必要なものとそうでないものとに分かれます。

　さらに、助成金、補助金については、毎年のように内容の変更があり、労働局、都道府県、市町村、商工会議所などの団体などに問い合わせて進めていく必要があります。

　なお、開業スケジュール表の期間の（　年　月）は医師と打ち合わせて記入していただければと思います。

第5章　独立、新規開業に向けたアドバイス

＜開業スケジュール表（診療所）＞

step	期　間	項　目	内　容	備　考
1	20月前〜 14月前 （　年　月）	基本項目の 決定	1．経営理念の策定 2．経営方針（診療方針）の検討 　診療内容、対象患者、診療科目等 3．施設の規模、診療形態は有床（　床） 　か、無床かなど	
2	14月前 （　年　月）	立地選定と 診療圏調査	1．開業地の選定と交渉 2．診療圏調査	
3	13月前 （　年　月）	開業計画書	1．事業計画概要 2．資金計画概要 　(1) 設備投資・資金 　　① 土地・建物 　　② 医療機器等 　(2) 運転資金等 3．損益計画 　(1) 医業収入（診療収入）計画 　(2) 医業原価計画 　(3) 経費計画 4．年度資金計画 5．採算性の検討	
4	13月前 （　年　月）	金融機関等 との打合せ	1．金融機関の選択の順位 2．融資を受けるポイント	
5	13月前 （　年　月）	設計事務所 との打合せ	1．基本設計（仮設計） 　　↓ 2．本設計（設計見積り） 　　↓ 3．建築確認申請	
6	13月前 （　年　月）	土地購入等	1．購　入 2．賃　借	

113

7	12月前〜 10月前 （　年　月）	建築施工	1．施工業者の決定(特命か競争入札か) ↓ 2．工事金額の決定 ↓ 3．工事契約書の取り交わし ↓ 4．施　工 ↓ 5．竣工検査	
8	12月前〜 10月前 （　年　月）	内　装	1．内装工事業者の決定（相見積り） ↓ 2．工事金額の決定 ↓ 3．工事契約書の取り交わし ↓ 4．施　工 ↓ 5．検　査	
9	12月前〜 10月前 （　年　月）	医療機器の 購入	1．医療機器業者の決定 2．医療機器の概要と見積り検討 3．医療機器の購入かリースか	
10	9月前〜 6月前 （　年　月）	医薬品の 購入等	1．医薬品業者の決定 2．医薬品の購入見積り	
11	9月前〜 6月前 （　年　月）	印刷物の 計画	1．ロゴマークの検討と決定	
12	9月前〜 4月前 （　年　月）	助成金等の 活用	1．地域雇用開発奨励金等	
13	9月前〜 2月前 （　年　月）	スタッフ 募集と教育 ・訓練	1．募集の方法 2．募集の時期 3．労務事務 4．教育・訓練	

第5章 独立、新規開業に向けたアドバイス

14	2月前 (年 月)	工事完了	1．建物引渡し 2．医療機器の納入とテスト 3．レセプトコンピュータの導入と操作指導 4．医療機器・消耗備品のチェックと格納整理 5．各種届出書類の提出とチェック	
15	2月前 (年 月)	保健所等届出	1．使用許可申請書 2．各種届出書類のチェックと提出	
16	1月前 (年 月)	リスクマネジメント	1．病医院におけるリスクマネジメント 2．人的リスク管理 3．物的リスク管理 4．利益対応リスク管理 5．患者対応リスク管理	
17	1月前 (年 月)	接遇と模擬診療	1．接遇訓練 2．模擬診療（受付から診察・会計・見送りの一連のシミュレーション）	
18	0月 (年 月)	医院開業	1．開業の披露を実施するかしないか 2．開業案内状 3．開院広告 4．近隣への挨拶回り	
19	0月 (年 月)	病医院の帳簿組織と記帳の実務	1．帳簿組織の確立 2．経理担当者の教育・研修・訓練	
20	1月後 (年 月)	税務署等への諸届出	1．税務署・県・市への開業届出 2．労働保険の手続き 3．必要に応じて社会保険の手続き	

（出所）石井計行著「これからの医院開業マニュアル」（日本プランニングセンター）を加工

Q2 介護事業の事業計画策定の手順はどうなるか？

A 介護事業の事業計画策定の手順は、主要項目ごとに、遅くとも開業する2年前から具体的スケジュールを立て実行していくことが必要です。

解説

新規開業スケジュール表は、介護サービス事業ごとに相違してきますが、基本的な考え方は同じです。居宅サービスの訪問介護事業所の立ち上げを例に説明します。

<開業スケジュール表（訪問介護）>

step	期　間	項　目	内　容	備　考
1	20月前～14月前 （　年　月）	基本項目	1．経営理念の策定 2．経営方針の検討 　　サービス事業の選定、規模 　（介護事業者のビジョンと戦略）	
2	13月前 （　年　月）	立地選定と 介護圏分析	1．開業地の選定と交渉 2．介護圏調査 　（収入予測と開業可能性）	
3	12月前 （　年　月）	事業計画書	1．事業計画概要 2．資金計画 　(1)設備投資・資金　　(2)運転資金 　(3)自己資金　　(4)借入資金、その他 3．損益計画 　(1)介護保険収入計画　　(2)人件費計画 　(3)経費計画 4．採算性の検討	
4	12月前 （　年　月）	金融機関等 との打合せ	1．金融機関の選択 2．融資を受けるポイント 　（事業計画を基に金融機関との交渉）	

第5章　独立、新規開業に向けたアドバイス

5	12月前 (　年　月)	施設の建築 ・購入・ 改装・賃借	1．施設の建築 2．施設の購入、改装 3．施設の賃借 （設計事務所を含めて打合せ）	
6	11月前 (　年　月)	介護機器の 購入	1．介護機器業者の決定 2．介護機器の概要と見積り検討 3．介護機器の購入かリースか （複数の業者から見積りを取り寄せる）	
7	11月前～5月前 (　年　月)	助成金・補 助金の活用	1．地域雇用開発奨励金 2．その他の補助金 （事前に都道府県準備局、市町村、商工団体に問合せ）	
8	7月前～5月前 (　年　月)	スタッフ 募集と採用	1．募集の方法 2．募集の時期 3．採用（事業者の理念に合う対人コミュニケーションがとれる人等を採用）	
9	8月前～2月前 (　年　月)	工事完了	1．建物引渡し 2．内装完了 3．機器・備品の搬入 （介護機器・備品類の搬入設置）	
10	3月前 (　年　月)	法人設立	1．ふさわしい法人の種類 2．法人名・本店所在地・資本金・役員・事業目的・決算期などを決定	
11	3月前～2月前 (　年　月)	介護事業者 の申請	1．都道府県及び市町村に申請 （許可がおりないと事業が開始できない）	
12	2月前～1月前 (　年　月)	スタッフの 教育訓練	1．スタッフの教育訓練 （実践のシミュレーション）	
13	0月前 (　年　月)	開業	1．介護事業者の開業 2．開業案内と地域への挨拶 （地域との連携）	

（出所）石井計行著「これからの医院開業マニュアル」（日本プランニングセンター）を加工

Q3 介護サービス事業の選定のポイントは？

A 介護サービス事業の選定のポイントは、事業者の理念、経営方針を基に、地域で必要とされる介護サービス事業を選定し、そのなかから自事業の経営資源と比較し、選定していくことです。

解説

1. サービス事業の大分類

介護サービス事業は大きく分けると、①居宅サービス、②施設サービス、③地域密着サービスに分類できます。

さらに業態別に分類すると次のようになります。

(1) **総合サービス型**

通所サービス、特定施設サービス、地域密着型サービスを多角的に展開している介護サービス事業者です。

(2) **通所サービス型**

①小規模型デイサービス（利用定員10名以下）、②通常規模型デイサービス（利用定員11名以上）、③療養デイサービス、④介護予防デイサービスの4タイプに分けることができます。

(3) **特定施設サービス**

有料老人ホームやケアハウスなどを主力事業として展開している介護事業者です。

(4) **地域密着型サービス**

大きく定期巡回サービス、オペレーションサービス、随時訪問サービスの3つがありますが、2012（平成24）年度の介護報酬改定からは定期巡回・随時対応型訪問介護看護が追加されました。

2. サービス事業の選定の方法

サービス事業の選定は次のような方法で行います。

(1) 事業者の理念・経営方針に合致したサービス事業の選定

事業者が利用者の生活の根拠をもとに居宅サービスをしたいのか、施設サービスによる施設重視の介護をしたいのかなどの経営方針を明確にします。

(2) 介護サービス事業者の地域での必要性

開設する地域において、当該介護サービス事業が充実しているのか、不足しているのか、将来的な成長性などを調査します。

この調査は、地域の年齢別人口動態、地域の介護サービス事業者、日常生活圏域サービス調査や、競合事業者の調査（都道府県、市区町村の介護保険事業所一覧表、介護サービス情報公表など）により情報収集し判断します。

(3) 自事業の経営資源の把握

介護サービス事業の選定をした場合の自事業の経営資源（人・物・金・情報）で充分対応できるかどうかを検討します。具体的には、事業計画や収支シミュレーションを行います。

以上により介護サービス事業を選定していきます。

Q4 診療所の立地選定のポイントは？

A 立地選定のポイントは、人が多く生活している場所、人が多く集まる場所、交通の便のよい所などです。地域として人口が増加しているところは有望です。選定した立地でどれだけの患者を見込めるかという診療圏調査がポイントになります。

解　説

　診療所の立地選定のポイントは、立地調査で選定した立地で1日どれくらいの患者が来院してくれるかということに尽きるといえます。そのために必ず実行しなければならないことは立地調査及び立地選定前の診療圏調査です。

1．立地調査

　次のような立地条件が望ましいでしょう。
- 人が多く生活している場所（住宅街やオフィス街など）
- 人が集まる場所（商店街、繁華街など）
- 人の通る場所（駅周辺、バス停の近くなど）
- わかりやすい場所、利用しやすい場所（大通りに面している、オフィスビルなど）

が挙げられ、そのうえで、
- 競合病医院の少ないところ
- 将来の発展が見込めそうなところ

を選びます。

2．建ぺい率・容積率の確認

　建ぺい率と容積率は各種の制限があるため、確認します。建ぺい率とは、建築物の建築面積の敷地面積に対する割合で、用途地域によって定められた

第5章　独立、新規開業に向けたアドバイス

数値を超えて建物を建築することはできません。容積率とは、建築物の延べ面積の敷地面積に対する割合で、用途地域によって定められた数値を超えて建物を建築することはできません。その他、高さ制限、斜線制限、日影制限、接道制限などがあります。建ぺい率、容積率は建築基準法第52条、第53条、第55条、第56条を参照してください。

3. 診療圏調査

診療圏調査の概要は次のとおりです。
(1)　**診療圏の設定**
　診療科目と地域事情（たとえば都市部と郡部）により診療圏の範囲のとり方は変わってきます。内科の戸建てを例にとると、半径500m、婦人科は半径1 km、整形外科は半径1.5km、精神科は半径2 kmです。
(2)　**診療圏の地区別人口調査**
　市区町村役場から年齢階層（5歳刻み）の年齢別人口を入手します。
(3)　**受療率の決定**
　厚生労働省の「患者調査」を基に、受療率を決定します。
(4)　**診療圏内の1日当たり患者数**
　診療圏内の人口と受療率が確定したら、1日当たりどれくらいの患者数があるかを計算します。
　診療圏内人口（年齢別）×受療率（年齢別）＝1日当たりの患者数
(5)　**自院の推計患者数の算定**
　診療圏内には必ず既存の病院や診療所がありますが、それらの医療機関は必ず競合相手となるとは限りません。これまでの調査を基に、近隣の医療機関の評価を行い、自院にどの程度の患者を吸引することができるか、あるいは競合するかを判定していくことになります。近隣医療機関の評価は基本的には医療機関の評価と距離要因評価になります。評価項目は次のとおりです。
　①　診療科目……競合するかどうかを判断する
　②　診療時間……診療時間の設定によって患者を獲得できるかどうかを探る

③ 病床規模……病床数が多いほど患者の吸引力をもつ
④ 診療所面積（含む駐車場）……面積の広いほうが吸引力はある
⑤ 医師数（代診含む）……絶対的に重要な要因（多いほうがよい）
⑥ 看護師数……⑤に次いで絶対的に重要な要因（多いほうがよい）
⑦ 医師の評判……重要な1次要因
⑧ 受付・看護師の態度……⑦に次ぎ重要な吸引力要因
⑨ 診療所施設の外観……2次的であるが吸引力要因
⑩ 診療所施設の明るさ・清潔さ……2次的であるが吸引力要因

(6) 診療圏設定の事例

診療圏を基にした眼科の推定患者数を算出してみると次のようになります。

① 図（診療圏マップ）の地図状況で第1次診療圏を0.5km、第2次診療圏を1.5kmと設定します。

② 第1次診療圏は0.5kmなので半径0.5km内の100％を診療圏として設定できます。第2次診療圏は太線の内側となります。商店街はマグネット（吸引要素）、山・道路・川はバリア（分断要素）となります。

③ 診療圏が確定したら、診療圏内の年齢階層ごとの人口を調べます（各市区町村役場で入手）。

④ 厚生労働省の「患者調査」統計〔『平成23年　患者調査（全国編）上巻』の第27－2表〕から新規開業の診療科目ごとのデータを抽出し、加工して受療率（人口10万人当たりの推定患者数）を決定します。わかりやすい眼科の例を挙げます（p.124参照）。

⑤ 「③の人口×④の受療率」で1日当たりの患者数が算出されます。

〈例〉診療圏内の甲町65〜69歳の人口600人とした場合

$$600人 \times \frac{376人}{100,000人} = 2.256人$$

65〜69歳の人のうち、1日当たり2.256人が来院することになります。また、甲町全体を計算すると124ページの表のようになります。1日当たり21.9人来院する計算になります。

⑥ ⑤で算出した患者数のうち、競合医療機関から獲得しうる患者数を推

第5章 独立、新規開業に向けたアドバイス

定し、自院の推定患者数を決定します(競合医院評価)。

<診療圏マップ>

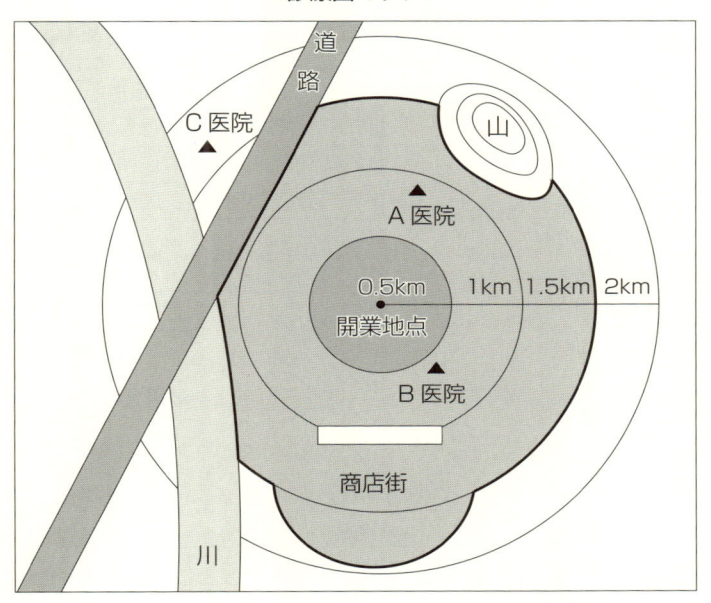

<外来の年齢階級別傷病大分類別>

平成 23 年 10 月

傷病大分類	甲町人口	眼及び付属器の疾患の受療率　合計	白内障の受療率	その他の眼及び付属器の疾患の受療率	推計患者数
0 歳	100	117	-	18	0.117
1～4	300	112	0	15	0.336
5～9	400	153	0	21	0.612
10～14	500	115	0	8	0.575
15～19	600	116	0	9	0.696
20～24	700	114	0	7	0.798
25～29	300	101	1	8	0.303
30～34	300	102	1	16	0.306
35～39	400	82	1	8	0.328
40～44	400	102	3	21	0.408
45～49	500	99	5	21	0.495
50～54	500	128	9	27	0.64
55～59	400	169	29	36	0.676
60～64	400	258	69	52	1.032
65～69	600	376	136	71	2.256
70～74	700	577	253	96	4.039
75～79	700	712	329	104	4.984
80～84	300	742	351	110	2.226
85～89	100	624	251	88	0.624
90 歳以上	100	449	176	75	0.449
計	8,300				21.900

※　厚生労働省『平成 23 年　患者調査（全国編）上巻』の第 27 - 2 表より作成

(7)　1 日当たりの診療収入

「1 日当たりの患者数×診療単価」で計算できます。

Q5 介護事業者の立地選定のポイントは？

A 立地は介護サービス事業により変わってきます。

解説

1. 最近の立地の変化

　以前は、特別養護老人ホーム（介護老人福祉施設）は街中から離れた郊外や山の上、海の近くなど静かなところが定番でした。しかし、最近では街に比較的近く、交通の便がよい場所になってきています。郊外等のほうが土地の取得コストが少なくてすむメリットがありますが、要介護者等の最終的な住まいというイメージがあることから、今後は交通の便のよい街中にシフトする傾向があると思われます。

2. 居宅サービス

　居宅サービスは要介護者が多く住んでいる介護圏の中心に立地を考えればよいでしょう。地域の年齢別人口動態により判定は可能です。地域密着サービスも同様です。

3. 施設サービス

　施設サービスも基本的には街中の交通の便のよい場所がよいでしょう。施設に住んでいる人を中心に考えるならば郊外の場所でもいいのですが、施設を訪問する人（親族、知人、友人など）は便利な場所のほうが頻繁に訪問できます。また、施設に住んでいる人にとってもいろいろな人との交流ができるでしょう。

4. 競合事業者との関係

　競合事業者がない、あるいはあっても少ない場所が、立地選定の優先順位になります。
　一般的に立地選定にふさわしい場所は前述のとおりです。なお、用途地域にも留意が必要であり、建ぺい率・容積率が大きいところがいいでしょう。

Q6 事業計画策定のポイントは？

A 経営理念を基に、立地選定により診療圏分析を行い、収入予測を行うことにより、事業計画の基になるものが確定します。収入予測により人員、施設規模、必要資金などが計算でき、事業計画が作成できます。

解説

1. 経営理念の文書化が大事

　経営理念は事業を行うにあたって、事業者の経営使命感、患者・利用者への思い入れ、スタッフ職員への願いが集約されたものです。事業を展開し意思決定していくための拠り所になるものであり、経営理念が文書化されていれば経営判断を誤ることが少なくなります。

2. 立地選定に基づく診療圏分析により収入予測

　収入予測がわかれば事業計画の骨格ができます。収入に見合う設備投資、スタッフの雇用、資金の必要額などが計算できます。

3. 資金調達

　事業計画に基づく必要資金をどう調達するかは、どの事業者にもあてはまります。事業を始めるときに、必要資金を自前で用意できる人は少ないため、金融機関の支援を受けるケースが多いといえます。

　資金は大きく分けて設備資金と運転資金に分類できます。設備資金は長期に利用するので長期借入金で賄い、運転資金は短期借入金で賄います。

　事業計画策定時に損益計画と資金計画を作成します。まず損益計画で必要な利益を確保し、その後借入金返済ができる資金計画を策定することがポイントです。

4. 採算性の検討

採算性を検討するときにまず、費用を変動費と固定費に分類します。変動費とは、収益の増減に比例して増減する費用です。たとえば、医薬品材料費、給食材料費、検査委託費などです。固定費とは、収益の増減に基本的に関係なく発生する費用です。たとえば、人件費、減価償却費、賃借料、地代家賃、水道光熱費、支払利息などです。

必要な利益、必要な資金を獲得するための収入は次のように計算します。

(1) **必要医業収入損益分岐点**

$$\frac{固定費+生活費}{1-\dfrac{変動費}{医業収入}}$$

$$=\frac{固定費+生活費}{限界利益率}$$

(2) **必要医業収入資金分岐点**

$$\frac{固定費-減価償却費+税金+借入金元金返済額+生活費}{1-\dfrac{変動費}{医業収入}}$$

$$=\frac{固定費-減価償却費+税金+借入金元金返済額+生活費}{限界利益率}$$

(3) **具体例**

- 医院名　　　Ａ内科（個人診療所）
- 医業収益　　　　　　　80,000 千円／年
- 変動費　　　　　　　　14,000 千円／年
- 固定費　　　　　　　　40,000 千円／年
- 固定費のうち減価償却費　6,000 千円／年
- 生活費　　　　　　　　12,000 千円／年
- 借入金元金返済額　　　　9,000 千円／年

第5章　独立、新規開業に向けたアドバイス

$$変動費率 = \frac{14,000 千円}{80,000 千円} \times 100 = 17.5\%$$

限界利益率 = 1 − 変動費率 = 1 − 17.5% = 82.5%

① 必要医業収入損益分岐点

$$\frac{固定費 40,000 千円 + 生活費 12,000 千円}{0.825} = 63,030 千円$$

◎検証

63,030 千円 × 0.825 −（固定費 40,000 千円 + 生活費 12,000 千円）= 0

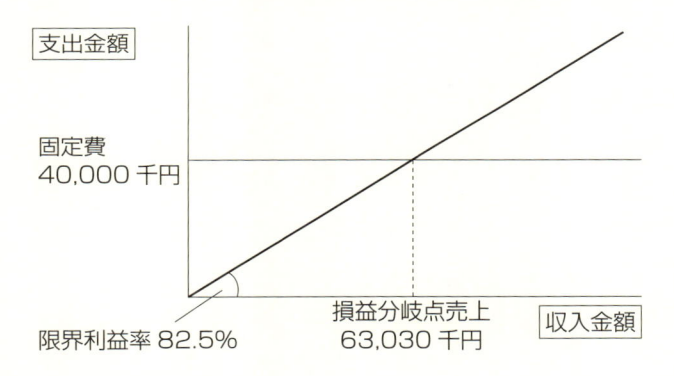

② 必要医業収入資金分岐点

$$\frac{固定費 40,000 千円 − 減価償却費 6,000 千円 + 生活費 12,000 千円 + 借入金元金返済額 9,000 千円 + 税金 8,400 千円}{0.825}$$
= 76,848 千円

◎検証

76,848 千円 × 0.825 −（固定費 40,000 千円 − 減価償却費 6,000 千円 + 生活費 12,000 千円 + 借入金元金返済額 9,000 千円 + 税金 8,400 千円）
= 0

※減価償却費は購入時に資金支出されていますので、必要医業収入資金分岐点を計算するときは差し引きます。

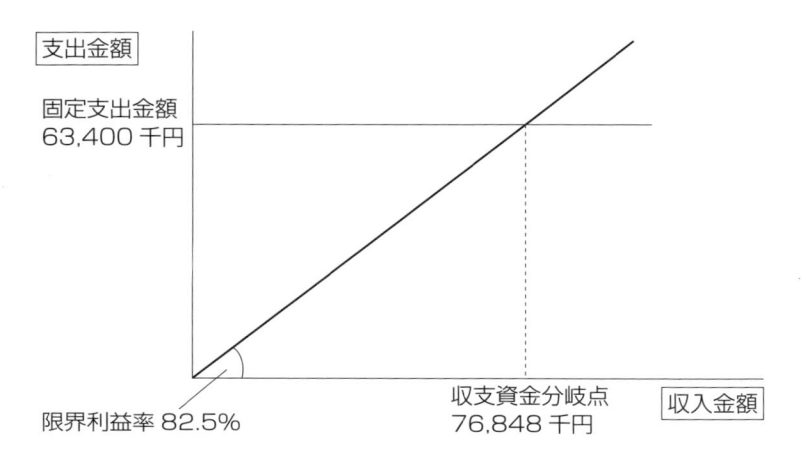

```
支出金額
固定支出金額
63,400千円                                    ／
                                          ／
                                        ／
                                      ／
                                    ／
                                  ／
                                ／
                              ／
                            ／
                          ／
                        ／
                      ／
                    ／
                  ／
                ／
              ／
            ／
          ／
        ／
      ／
    ／
  ／
／
限界利益率82.5%         収支資金分岐点
                       76,848千円         収入金額
```

固定支出金額＝固定費－減価償却費＋生活費＋税金＋借入金返済額＝63,400千円

③ 検討

損益計算書のうえでは、当期利益は 26,000 千円です。資金収支でみるとき、現状は（80,000 千円 － 76,848 千円）× 0.825 = 2,600 千円、年間 2,600 千円の資金増加となっていることに留意してください。

5. 介護事業者の場合

　介護事業者の場合は、介護圏分析により介護収入予測を行うことによって事業計画策定における収入計画を策定できます。以後の事業計画は診療所の事業計画に準じて実施していけるとよいでしょう。

Q7 設備投資計画のポイントは？

A 設備投資計画のポイントは、適正な設備投資を行うということです。適正な設備投資とは病医院としての目標水準の医療サービスを提供できる設備であり、患者（利用者）が満足できる設備です。また、設備投資に伴う資金調達・返済が適正かということの判断が必要です。

解説

設備投資計画のポイントは次のとおりです。

1．病医院からの判断

病医院が目標とする水準の医療サービスを提供できる設備かどうかを検討します。医療サービスの提供側からの検討です。

2．患者からの判断

患者が受けたい、希望していると思う医療サービスが、設備投資（ハード面）から充足しているかということになります。

3．資金調達と運用

通常、設備投資には多額の資金が必要です。その資金を自己資金でいくらまかなえるか、不足分を金融機関からいくら調達するかということになります。

(1) 自己資金

自己資金は、自分で蓄積した純粋な自己資金と、返済しなくてよい自己資金（たとえば親族等からの贈与なども考えられます）とがあります。贈与の場合は贈与税の申告が必要となる場合があります。自己資金の財源先を明確に記録しておかないと税務上問題となりますので、留意が必要です。

(2) **借入資金**

　自己資金で不足する部分は、金融機関からの資金調達（借入れ）となります。ポイントは、借入金額、借入期間（据置含む）、借入利率、返済方法（元金均等、元利均等）、担保、保証人などを含めたところで借入先を決定していきます。このとき事業計画の利益・資金計画との整合性がとれていることが必要です。また、自院に見合った金融機関と取引をしていくという判断も出てきます。

4. リース

　設備投資をリースにより実行することもあります。この場合はリースのメリット・デメリットを見極めながら購入かリースかを決めていくことになります。

　たとえば、医療機器のリースのメリット・デメリットは78ページを参照してください。

第5章 独立、新規開業に向けたアドバイス

Q8 募集・採用時のポイントは？

A 募集をする場合、多くの方から応募いただく必要があります。このため、募集媒体（ルート）を幅広く活用します。採用時は、自院にふさわしいスタッフを間違いなく採用できるかがポイントです。

解 説

1．募集方法（採用ルート）

募集方法は次のとおり、いろいろあります。
① 学校（専門学校を含む）
大学、専門学校などは、所定の様式があるので、事前に取り寄せ、必要事項を記入し提出します。就職担当課（者）によく説明をしないと、事務的取扱いとなり学生の眼にふれる機会が減少します。短大、高校などでは公共職業安定所の所定様式を提出すればよいことになっています。学校は、募集時期等が決まっているので留意します。
② 公共職業安定所（ハローワーク）
一般的な方法です。安定所の担当者によく説明し、人間関係をつくっておく必要があります。
③ 職種別の無料職業紹介所
厚生労働大臣の許可を得て運営されています。
④ 求人誌・新聞広告
費用がかかりますが、効果があります。
⑤ 折込広告
費用がかかりますが、一定の効果があります。開業広告としては利用価値があります。
⑥ 縁故募集

比較的当たりはずれがありません。良好な雇用関係が継続すればよいですが、悪化すると弊害が生じる場合があります。

⑦　看護学校

特に地方の看護学校では、都会への就職に憧れる学生も多いので、あらゆるツテを利用して採用の幅を広げます。

⑧　パートバンク

パート募集の際には便利です。

2. 採用

採用については、基本的には次の内容で行います。
① 筆記試験……基礎学力を判定します。漢字・計算力などを判定します。
② 論文（志望動機）……熱意や論理的思考を判定します。
③ 面接……性格やコミュニケーション能力を判定します。

なお、科学的に性格検査を判定する場合には、多くの性格検査が市販されていますので、それをご活用ください。

一般的に簡易で性格判定ができる YG 検査（矢田部ギルフォード性格検査）があります。

第5章　独立、新規開業に向けたアドバイス

Q9 事業計画の効果的実行方法は？

A 事業計画は、Ｐ‐Ｄ‐Ｃ‐Ａの経営サイクルでいうと計画（Plan）です。Ｐが入口ですので、計画に従って実行（Do）していきます。この実行が効果的に行われるかどうかが、まずもって事業計画が目標どおりに達成されるかどうかのポイントです。

解説

診療所を例にとると、事業計画の効果的実行方法は次のとおりです。

1．事業計画を実行する組織体制

事業計画を実行する組織体制が整備されていることが必要です。医院でいえば、①診療部門（院長と看護師・その他の医療従事者）、②受付・請求事務部門、③薬局・検査部門などの組織体制が整備・明確にされ、それぞれの目標・計画が明確になっていることが重要です。

2．実行計画がある

短期的、中期的な目標・計画があり、その計画を推進している実行責任者がおり、権限と責任が明確になっていること、さらに達成目標が定まっていることが必要です。また、計画推進をしていくなかで具体的、客観的に比較判定できる指標が設定されていなければなりません。

3．会議等の仕組み

計画と実行の進捗状況チェックをそれぞれの担当部門で実施していきますが、医院内で全体的、統一的に目標達成に向けてベクトルを合わせる場として、月１回程度の会議が必要です。会議は、情報共有化、目標達成のための意見や知恵を出し合うこと、計画確認という役割を果たします。

さらに、進捗状況について、自院のスタッフに常に情報を提供する仕組み、会議報告や朝礼なども必要となります。

第5章 独立、新規開業に向けたアドバイス

Q10 事業計画の評価はどうしたらよいか？

A 事業計画を計画し、実行したら、次に評価（Check）が必要です。評価することにより計画し実行したことの達成状況が明確になり、次の改善につなげていくことができます。

解説

評価が効果的に行われるためには、次のように実施していく必要があります。

1．評価できる指標が設定されていること

計画と実績を比較できる評価が客観的指標（具体的には数値や指標など）として設定されていることが必要です。

2．評価者

計画と実績を適正にかつタイムリーに評価できる人が必要です。客観的に組織全体をまとめられる評価者が必要です。通常は院長又は事務長になるかと思われます。また、評価者訓練、評価についての研修を受けるなど、知識のある方のほうが望ましいといえます。

3．評価を通して改善に向けていくための動機付け

計画と実績を比較したときに2つのパターンに分かれます。

(1) 計画以上に実績が達成された場合

この場合は達成された実績を常に維持していく、すなわち継続していく仕組みを定着化させることが必要です。計画段階で計画値が妥当であったかという検証もしていく必要があります。さらには、外部環境要因がフォロー達成できたかということも検証します。なお、同業者との比較も必要です。

(2) **実績が計画を下回った場合**

　下回った原因を分析します。その原因が除去できるかどうか、除去できなければどうしたらよいかの打合せが必要です。部門間の調整でできることもあれば、組織全体で検討しなければならないこともあります。院長の高度な判断が必要な場合も出てきます。

Q11 事業計画実行後の改善はどうしたらよいか？

A 事業計画（P）、実行（D）、評価（Check）まで検証されましたら、いよいよ改善（Action）に入ります。P‐D‐C‐Aのこの改善策を講じることにより、経営改善の質がさらに向上しスピードが上がっていきます。

解説

改善のポイントは次のとおりです。

1．計画達成できなかった事項

　計画達成できなかった要因を究明します。改善の努力をしたにもかかわらずなぜ達成できなかったかを客観的に分析・判断します。達成できなかった要因は、内部環境要因と外部環境要因の2つに大きく分かれます。内部環境要因は医院内部のことであり、組織・担当者の関わり方や院内の具体的取組みなど内部で努力し変更できるものです。一方、外部要因は法律改正、診療報酬改定、人口の増減、競合医院の進出などが挙げられますので、医院内部ではどうしようもない（統制できない）ことです。この区分けを明確にしてから要因分析をします。

2．計画達成できた事項

　計画達成できた事項についても、内部環境要因からか外部環境要因からかの原因究明をすることからスタートします。外部環境要因の影響でなく、医院と医院スタッフの努力で達成したことについては、何らかの形で評価し（賞与など）、モチベーションを高めていくようにしていきます。
　また、計画達成した事項についての施策を定着化すべく、組織作り、ルール作り（マニュアル化）などをすすめます。

3. 事例の評価及び改善

(1) 評価

平成○年4月の外来患者数について、前年1,100人で、今年度計画で1,133人と設定しました。

当年既存患者数	689人×通院回数1.6回=	1,102人
当年新規患者数	10人×通院回数1.8回=	18人
計		1,120人
前年既存患者数	642人×通院回数1.7回=	1,091人
前年新規患者数	5人×通院回数1.8回=	9人
計		1,100人

事例の評価を行うと平成○年4月の延べ患者数では20人（1,120－1,100人）増加しました。目標の1,133人を達成できませんでしたが、新規患者数が倍増して10人となっており、好ましい傾向です。ただし、通院回数が前年1.7回から1.6回へ0.1回減少している要因を分析する必要があります。前年と同じ1.7回であれば既存患者数は689人×1.7回＝1,171人となり、1,189人の延べ患者数となっていたはずです。

(2) 改善

① 今回の延べ患者数が目標を達成できなかった大きな原因は、通院回数の減少にあります。通院回数を引き上げる方策を患者目線（患者の立場）に立って検討しなければなりません。通院して先生から的確に診察・処方してもらうことは、健康維持のために必要であることを医院全体でインフォメーションすることが考えられます。また、通院回数1.6回は平均ですので、1回で完治した人、2回、3回かかる人など千差万別で、このあたりの通院回数分析（年齢別、性別、地区別など）も検討していくべきでしょう。

② 新患数が前年5人から10人へと増加しており、これらの増加は維持していくべきですし、年齢層、性別、地域なども把握し、たとえば増加していない地域についての広報対策を検討していくべきでしょう。

第6章

診療科目別に見た診療所の特徴と経営のポイント

Chapter 6

Q1 内科診療所の特徴と経営のポイントは？

A 内科は診療所全体の6割を超え集患には厳しい環境にある診療科であるといえます。地域のプライマリーケアを担う「かかりつけ医」として選ばれることが重要で、得意分野をアピールしつつ専門性を高めることはその地域での評判につながります。また地域包括ケアシステムの進むなかで、高齢者に対する他の医療機関・介護施設との連携の強化がポイントと思われます。

解説

1. 内科診療所の特徴

内科は歴史的に医療全体の基礎的診療科で、内科医は病気に対するゼネラリストと考えられています。内科を標榜する診療所はその割合が高くなり続け、約6割以上を占めるようになり経営環境は厳しくなっています。内科学の進歩により内科のなかにおいても臓器や疾病ごとに細分化されることになり、その結果今日では一般的に以下のように専門が区分されて標榜されています。

(1) 一般内科

発熱、腹痛といった症状、高血圧症、高脂血症、糖尿病などの慢性疾患が対象となり、診療圏は一般的に半径1kmと考えられます。患者の約9割が再診で「かかりつけ医」としての総合診療の役割が期待され、他の専門内科においても「かかりつけ医」の機能は内科を標榜する限り担うこととなる基本的な領域です。

一般的には独自の専門性が築きがたいといえますが、糖尿病については患者も多く専門医としての評判によって多くの集患の例なども見られます。

(2) 消化器科

消化器とは食物の摂取から排出のプロセスに関わる器官を総称します。食

道、胃、十二指腸、小腸、大腸、肛門がこれにあたるところから「胃腸科」と標榜される場合もあります。胃炎、胃・十二指腸潰瘍、肝炎、膵炎、胆石症などの疾病が対象となり、内視鏡検査による胃癌や大腸癌の発見も行います。

内視鏡検査による発見や診断などによる評判はその専門性のアピールになり、選ばれるうえで他の診療所と比べて大きな優位性になります。

(3) **循環器科**

循環器とは人体に流れる種々の体液の循環をつかさどる器官を総称し、血管系とリンパ管系に分かれます。心筋梗塞、不整脈、狭心症など心臓に関わる疾病が主となり、一般的には心臓の専門医とされています。また心臓はカテーテルによる治療などを要する場合もあり、専門病院との連携も重要になってきます。

(4) **呼吸器科**

呼吸器とは身体と外気との空気交換を営む機関をいい、気管支炎、肺炎、喘息、肺気腫、気胸などの疾病を対象とします。内科の疾病のなかではいちばん間口が狭いため、専門内科のうちでも割合が一番低く専門での独自性を築きがたい診療科といえます。

2. 資金計画

(1) **事業収支**

内科は診療内容や専門によっても異なりますが、患者1人の月当たり診療単価は13,000円から14,000円前後が標準的(院内)で、在宅診療を行う場合には2,000円程度上乗せになります。基本的に慢性疾患を対象とするため再診患者の割合が9割程度と高く、そのため年々の収入も大きく変化することはありません。季節変動は寒くなる冬場1・2月がピークとなり、暑くなる時期にかけて低くなる傾向があります。

院内処方の場合は薬品比率が30%超と高いのが特徴で、経営効率の観点から院外処方を選択するケースが一般的となっています。

スタッフは看護師が3～4名、受付事務が2名が標準で、診療内容と患者数によっては増加します。

<平成26年度 保険医療機関等の診療科別平均点数一覧表（患者1人・1月当たり）>

点数：10円

診療所	福井	滋賀	京都	大阪	兵庫	奈良	和歌山	平均
内科	1,375	1,274	1,396	1,374	1,371	1,363	1,388	1,363
内科（人工透析あり）	3,390	5,471	25,557	10,553	7,779	12,023	11,979	10,965
精神・神経科	1,308	1,251	1,481	1,480	1,458	1,555	1,155	1,384
小児科	850	1,027	911	1,028	1,006	1,010	985	974
外科	1,638	1,730	1,799	1,577	1,531	1,400	1,696	1,624
整形外科	1,466	1,204	1,485	1,497	1,291	1,251	1,405	1,371
皮膚科	653	618	687	698	663	626	631	654
泌尿器科	1,194	1,105	2,839	2,948	1,636	5,289	1,391	2,343
産婦人科	938	857	1,125	1,138	1,001	977	972	1,001
眼科	774	768	749	742	795	796	758	769
耳鼻咽喉科	844	607	874	920	938	841	768	827
歯科	1,283	1,122	1,234	1,420	1,293	1,155	1,320	1,261
薬局	1,389	1,164	1,356	1,201	1,095	1,081	1,182	1,210

（出所）近畿厚生局

　上の表は、全診療科の患者1人・1月当たり診療報酬です（近畿厚生局管内の例）。他の診療科の解説もこの表を参照してください。

　また次ページの表は、第19回（平成25年度）医療経済実態調査（中央社会保険医療協議会）のデータです。中央値と考えられますが、新規開業の診療所が何年でこの中央値に達するかが勝負となります。個人診療所を対象にしていますので、医療法人化している診療所はこの数値よりも高めになります。医療法人は、損益差額が理事長報酬に振り替わり、その分損益差額が減少します。なおこのデータでは、院内処方と院外処方が区分されていないことにご注意ください（他の診療科も同様です）。院外処方の場合は院内処方に比べ、概して経営効率が勝っています。

第6章 診療科目別に見た診療所の特徴と経営のポイント

	内科				全体			
	金額		構成比率		金額		構成比率	
	H23年	H24年	H23年	H24年	H23年	H24年	H23年	H24年
	千円	千円	%	%	千円	千円	%	%
医業収益	84,639	86,412	100.0	100.0	84,048	85,962	100.00	100.00
1．外来診療収益	81,157	83,082	95.9	96.1	81,172	83,020	96.7	96.7
保険診療収益	75,288	77,286	89.0	89.4	73,937	75,753	88.0	88.1
公害等診療収益	300	292	0.4	0.3	838	880	1.0	1.0
その他の診療収益	5,570	5,504	6.6	6.4	6,390	6,387	7.6	7.4
2．その他の医業収益	3,482	3,330	4.1	3.8	2,876	2,943	3.4	3.4
医業費用	61,096	61,020	72.2	70.6	59,627	59,828	70.9	69.6
1．給与費	19,138	19,831	22.6	22.9	19,966	20,437	23.8	23.8
2．医薬品費	19,584	18,641	23.1	21.6	16,925	16,589	20.1	19.3
3．材料費	1,464	1,661	1.7	1.9	1,398	1,560	1.7	1.8
4．委託費	2,778	2,874	3.3	3.3	2,395	2,397	2.8	2.8
5．減価償却費	3,889	3,704	4.6	4.3	3,904	3,764	4.6	4.4
6．その他の費用	14,243	14,319	16.8	16.6	15,040	15,081	17.9	17.5
損益差額	23,542	25,392	27.8	29.4	24,422	26,134	29.1	30.4
施設数	348	346			733	733		

（出所）第19回医療経済実態調査（中央社会保険医療協議会） 一般診療所・個人・入院なし

(2) 設備投資

設備は診療内容によって建物、機器とも異なりますが、X線診断装置やネブライザー血糖測定器などが一般的医療機器であり、消化器内科は内視鏡や超音波診断装置、循環器科は心電計、ホルター心電計に加え、心臓用超音波診断装置を装備し自院の専門性を特徴付けています。

機器への投資額は電子カルテ（レセプトコンピュータを含む。以下同じ）などの事務機器も含め2,000万円から3,500万円程度と思われます。

3. 経営のポイント

(1) 患者との関係性を深める

内科の場合にはかかりつけ医としての機能が大きく、患者の病歴、薬歴をはじめ日常生活での注意点や介護に関わる家族などの状況を理解することが、患者との関係性を深め信頼につながります。その点では話しやすい相手であることや親切であることなどが重要になります。特に在宅医療においてはそういった関係性は適切な対応にもつながるものと思われます。

(2) 専門である得意分野をアピールする

総合診療を基本にしながら「心臓」「糖尿病」「内視鏡」などの専門性の高い分野についてもアピールすることは、数多い内科診療所のなかから優れた医療機関として選ばれる可能性を高めます。

(3) 在宅患者への対応

今後の高齢化にあたって厚生労働省は地域包括ケアのもと「在宅医療」をますます推進しています。在宅療養支援診療所としての取組みは、保険点数の増加にもなると同時に、社会のニーズにも応えることとなりますので在宅患者への「在宅医療」の取組みはますます重要になっていきます。

(4) スタッフのレベルアップのための教育

選ばれる医療機関になるためには受付事務、診療補助を問わず患者への対応力が重要です。患者の視点に立ち、気づく、考える、思いやるなどの基本的スキルは、その必要性は感じていてもなかなか教育できないものです。患者の9割が再診のなかで患者との関係性を深めるためには、スキルアップのためのスタッフ教育は重要です。

第 6 章　診療科目別に見た診療所の特徴と経営のポイント

Q2　小児科診療所の特徴と経営のポイントは？

A　少子化の傾向のなかで小児科単科を標榜する診療科は全国的に減少していますが、迅速かつ適切な治療と、小児に配慮した設備、若い母親に与える安心感があれば経営的には安定した診療科といえます。

解説

1. 小児科診療所の特徴

　小児科は症状面からの診療科ではなく0歳児から15歳児までの内科系を中心とした総合診療科であり、主として風邪・下痢などの感染症、呼吸器・消化器など急性疾患が大半を占め、アトピー、小児成人病などの慢性疾患も増加傾向にあります。急性疾患割合が高いところから初診割合の高いのが特徴です。

　年々の少子化から小児科単科を標榜する診療所は減少傾向にあり、1998（平成10）年には3,800件あったものが2012（平成24）年には3,500件にまで減少しています。

　診療のうえで小児に対する治療方針、薬用量は配慮が必要であること、また救急である場合の迅速かつ適切な処置が大事になります。内科との併科よりは単科であることが好ましい印象を与えます。患者を超えて若い母親との対応になるところに大きな特徴があり、医師の人間性やインフォームドコンセントなどが口コミにつながり評判を呼びます。

　季節的には寒くなる時期11月から2月までが患者が多く、夏期6月から8月までが少なくなり、インフルエンザの時期は流行に比例して患者が増加します。

小児科	金額 H23年 千円	金額 H24年 千円	構成比率 H23年 %	構成比率 H24年 %
医業収益	84,676	87,621	100.0	100.0
1．外来診療収益	77,315	78,729	91.3	89.9
保険診療収益	62,599	62,208	73.9	71.0
公害等診療収益	9	6	0.0	0.0
その他の診療収益	14,708	16,515	17.4	18.8
2．その他の医業収益	7,361	8,892	8.7	10.1
医業費用	56,999	58,773	67.3	67.1
1．給与費	19,230	19,498	22.7	22.3
2．医薬品費	20,102	21,450	23.7	24.5
3．材料費	698	786	0.8	0.9
4．委託費	964	997	1.1	1.1
5．減価償却費	3,337	3,349	3.9	3.8
6．その他の費用	12,667	12,692	15.0	14.5
損益差額	27,678	28,849	32.7	32.9
施設数	46	46		

（出所）第19回医療経済実態調査（中央社会保険医療協議会）　一般診療所・個人・入院なし　※「全体」は内科の項（p.145）を参照

2．資金計画

(1) 事業収支

患者数は全科の平均程度で通院回数は月1.5回程度になっておりその結果初診割合は高くなりますが、平均診療単価は一般内科をやや下回り1人当たり9,000円から11,000円程度です。スタッフは受付事務、看護助手とも2名ずつの計4名くらいから診療方針によって6～7名程度までが標準です。投薬量は基本的に少なく、ほとんどの診療所が院外処方となっています。

(2) 開業資金

建物床面積は平均的ですが待合室などには幼児を飽きさせないなどの配慮に充分考慮する必要があり、トイレその他についても乳幼児対応が基本とな

ります。

　機器はX線診断装置を除けばそれほど高額なものはなく、乳幼児体重計、ネブライザー、児童血球測定器、レセプトコンピュータなどの機器も含め総額で1,500万円～2,000万円程度と考えられます。

3. 経営のポイント

（1）**小児専門医院を強くアピールする**

　核家族化により経験的知識に欠けるため我が子の病状に動揺する母親が多くなり、小児専門知識と信頼できる的確で迅速な対応は大きな安心を与えることになります。また、それがスタッフの対応などとともにネットでの口コミサイトに細かく掲載されることにより評判を呼びます。

（2）**専門病院との連携体制をつくる**

　小児は救急の場合や急変する場合が多く、専門病院と迅速に対応できるように関係性をつくり上げることが重要になります。

（3）**慢性疾患の講習会に力を入れる**

　相談相手も育児経験も少ない母親に普段からセミナーを開催するなどの機会をつくること、特にアトピーや喘息などの慢性疾患への対応は専門医としての評価と潜在患者の掘り起こしにつながるものと考えられます。

Q3 外科診療所の特徴と経営のポイントは？

A 患者数が経営に直結するため、多めの患者数を想定した土地、建物の投資が必要です。取り組む外科診療分野によっては医療機器への投資が大きく変わるので患者数確保のため、理学療法に積極的に取り組むべきです。

解説

1. 外科診療所の特徴

外科の診療領域は、脳神経外科、呼吸器外科、心臓血管外科、小児外科など専門分化しつつありますが、専門分化した診療は全体の外科に対して占める割合が極めて少なく、標榜しているのは特定機能病院等の大病院が中心です。一般の外科診療所は、緊急医療機関の返上や理学療法患者の増加、外科領域での内視鏡や薬剤投与等の医療技術進歩により手術件数は激減しています。軽微な手術は診療所で、その他の手術は大病院でという患者側の区分けも定着しています。その結果、手術による技術的高利益は激減し、診療点数も低くなり大きな利益が見込めない診療科になっています。

2. 開業費

医療機器は、X線診断装置、理学療法の機械、電子カルテなど最低限必要なもので2,000万円～3,000万円くらいです。積極的に救急外来等の取組みを計画している場合は、CT装置が必要になりますが、CT装置は安いものでも2,000万円はかかるでしょう。

患者の来院数が診療所の経営を左右しますので、十分な駐車場を確保した土地が必要になり、また建物も患者数に見合う待合室、理学療法室等を考えれば一般の診療所よりも広い面積が必要になります。院長室、スタッフ休息室まで考慮して260㎡（約80坪）以上の面積となるでしょう。

第6章　診療科目別に見た診療所の特徴と経営のポイント

外　科	金額		構成比率	
	H23年	H24年	H23年	H24年
	千円	千円	%	%
医業収益	104,622	105,835	100.0	100.0
1．外来診療収益	102,623	103,144	98.1	97.5
保険診療収益	82,200	84,321	78.6	79.7
公害等診療収益	2,602	2,876	2.5	2.7
その他の診療収益	17,821	15,948	17.0	15.1
2．その他の医業収益	1,999	2,691	1.9	2.6
医業費用	77,319	78,336	73.9	74.0
1．給与費	22,363	24,004	21.4	22.7
2．医薬品費	20,888	19,858	20.0	18.8
3．材料費	2,101	1,968	2.0	1.9
4．委託費	4,201	3,378	4.0	3.2
5．減価償却費	4,859	5,234	4.6	4.9
6．その他の費用	22,908	23,893	21.9	22.6
損益差額	27,302	27,499	26.1	26.0
施設数	50	50		

（出所）第19回医療経済実態調査（中央社会保険医療協議会）　一般診療所・個人・入院なし　※「全体」は内科の項（p.145）を参照

3．経営のポイント

　手術の件数が減り診療内容が処置や理学療法中心になってきましたので、来院する患者数を増やし、再診の回数で収入を確保する必要があります。そのためには整形外科と同じように高齢の患者からの支持を得なければなりません。患者の視点に立った接遇、特に声かけや誘導は、医院長を始めとしてスタッフ全員で取り組むべきです。しかし、その重要性は理解していても行動に移すことは難しいのが実状です。

　患者獲得のためにはデイケアを併設する戦略も考えられますが、介護保険のデイサービスや他の医療機関のデイケアとの競合はますます厳しくなっているのが現状です。併設するとすればPT（理学療法士）、OT（作業療法士）を配置した本格的なリハビリを中心とするデイケアを計画すべきでしょう。

Q4 整形外科診療所の特徴と経営のポイントは?

A 手術件数が減少し、疼痛治療や機能回復の理学療法に治療の比重が移っています。そのため診療点数が低く、患者数と再診数が経営を左右します。外科診療所と同じく理学療法に取り組み、患者数を確保しなければなりません。

解 説

1. 整形外科診療所の特徴

　整形外科診療所は、傷、打撲、捻挫、骨折、脱臼、関節痛、腰痛、関節リウマチ、痛風などの治療を行います。関節痛や腰痛を訴える高齢者の患者数は多いものの、手術を伴わないため整形外科診療所の1回当たりの診療点数は低く、加えてデイサービス事業者、整骨院、鍼灸院等との競合で経営が厳しくなっています。

　患者を呼び込むため骨密度測定装置やウォーターベッドを装備している診療所も多々ありますが、これも診療点数が極めて低く採算には合わないケースが多いようです。疼痛治療のためには低周波治療器・干渉波治療器・牽引機・温熱治療器など物理療法の機械も装備しなければなりませんが、物理療法を行うための機械代、スタッフの人件費、このための建物面積の建設コスト増加を伴うため収益を押し下げています。

2. 開業資金

　外科と同じく患者の数が経営を左右しますので、余裕のある駐車場を備えた土地と理学療法室を見込んだ建物が必要です。そのため不動産への初期投資が他科診療所よりも多額になります。診療所の面積は、外科と同じように260㎡（約80坪）以上は必要でしょう。

第6章　診療科目別に見た診療所の特徴と経営のポイント

整形外科	金額 H23年 千円	金額 H24年 千円	構成比率 H23年 %	構成比率 H24年 %
医業収益	109,049	109,998	100.00	100.00
1．外来診療収益	106,995	107,984	98.1	98.2
保険診療収益	93,030	93,882	85.3	85.3
公害等診療収益	6,567	6,906	6.0	6.3
その他の診療収益	7,396	7,196	6.8	6.5
2．その他の医業収益	2,055	2,015	1.9	1.8
医業費用	78,445	77,425	71.9	70.4
1．給与費	31,002	30,200	28.4	27.5
2．医薬品費	19,238	19,679	17.6	17.9
3．材料費	1,474	1,620	1.4	1.5
4．委託費	1,787	1,771	1.6	1.6
5．減価償却費	4,643	4,730	4.3	4.3
6．その他の費用	20,300	19,425	18.6	17.7
損益差額	30,604	32,573	28.1	29.6
施設数	56	56		

（出所）第19回医療経済実態調査（中央社会保険医療協議会）　一般診療所・個人・入院なし　※「全体」は内科の項（p.145）を参照

　医療機器は、X線診断装置、理学療法の機器、電子カルテ等で2,000万円〜3,000万円くらいです。骨密度測定装置は300万円くらいですが、開業当初は不要でしょう。また最低でも6月分の運転資金は確保すべきです。

3．経営のポイント

　医師、スタッフ全員で来院患者の増加に注力する必要があります。医療従事者は患者から頭を下げられる立場ですから接遇が疎かになりがちです。高齢の患者が多い診療所ですから親切な声かけや誘導を心がけるべきです。
　また高齢者は診療所で治療を受けたいと思っても身体が動かず、介護サービスを受けなければ来院することができないケースも多いです。積極的に訪問リハビリを実施して在宅患者の需要に応える必要があるでしょう。

同時に介護施設、有料老人ホーム、サービス付き高齢者向け住宅などに居住する潜在的な患者を開拓すべきです。整形外科診療所は、地域包括ケアシステムのなかで重要な役割を担う立場になりますので、戦略的経営感覚が必要になります。

第6章　診療科目別に見た診療所の特徴と経営のポイント

Q5 精神科診療所の特徴と経営のポイントは？

A 医療機器がほぼ不要のため開業資金は極めて少額になります。スタッフも受付のみで開業可能です。精神科診療所の開業数は増加していますが、受療患者数もそれ以上に増加し予約が取れない場合もあります。

解説

1. 精神科診療所の特徴

精神科診療所は、精神科、心療内科に分かれます。

精神科は、不安、抑うつ、不眠、イライラ、幻覚、幻聴、妄想など精神疾患を扱う診療科で、病態は、うつ病、統合失調症、神経症や不眠症などです。

心療内科は、身体の病状を訴える心身症を扱います。内科と合わせて標榜される場合が一般的です。

精神科診療所の治療は、主として薬物療法です。患者の主訴を薬で抑えながら、カウンセリングを行い治療を継続します。初診で30分から1時間、月に1～4回の再診時間が1回当たり約10～15分を要しますので、1日に診療できる患者数は30人くらいが限度です。心の治療ですからその原因がなかなか特定できず、治療期間が長期にわたるのも精神科診療所の特徴です。また、直ちに入院という患者も多く、専門病院との連携が重要です。そのため専門病院のサテライトクリニックも存在します。

2. 開業資金

医療機器を使用した検査がほとんどないため、開業資金は土地、建物が大部分を占めます。診療所面積はそう多くを必要とせず、開業資金は他科と比べて極めて少額で済みます。都市部ではビル診での開業が多く見られ、土地建物の購入が不要ですから開業資金はさらに少なくなります。

精神科	金額 H23年 千円	金額 H24年 千円	構成比率 H23年 %	構成比率 H24年 %
医業収益	60,831	59,743	100.0	100.0
1．外来診療収益	59,924	58,957	98.5	98.7
保険診療収益	58,739	57,793	96.6	96.7
公害等診療収益	27	69	0.0	0.1
その他の診療収益	1,158	1,095	1.9	1.8
2．その他の医業収益	907	786	1.5	1.3
医業費用	41,306	41,053	67.9	68.7
1．給与費	11,880	11,934	19.5	20.0
2．医薬品費	14,083	13,991	23.2	23.4
3．材料費	241	262	0.4	0.4
4．委託費	888	1,000	1.5	1.7
5．減価償却費	2,402	2,024	3.9	3.4
6．その他の費用	11,811	11,843	19.4	19.8
損益差額	19,525	18,690	32.1	31.3
施設数	17	17		

(出所) 第19回医療経済実態調査（中央社会保険医療協議会） 一般診療所・個人・入院なし　※「全体」は内科の項（p.145）を参照

3. 経営のポイント

　治療は投薬が中心となりますので、院外処方を行い患者が調剤薬局で服薬指導を受けるシステムにすべきです。そのため開業前には信頼できる調剤薬局と前もって提携しておくことが重要です。また緊急の入院も多く、複数の専門病院と連携を密にしておかなければなりません。

　医師1人では診療できる患者数に限度があるため、大学病院からの派遣医師も検討し受療患者数を増やすと同時に、カウンセラーとチームを組んで治療を行う取組みも重要です。

Q6 産婦人科診療所の特徴と経営のポイントは？

A 産婦人科診療所は、少子化、医事訴訟リスク、高コスト、ハードな業務内容などから年々減少傾向にあります。開業が難しい診療科ですが、医事訴訟リスク、高額な設備投資などへの対応力と経営センスが医療技術とともに重要になります。

解説

1. 産婦人科診療所の特徴

　産婦人科は妊娠から出産を対象とする産科と、女性特有の疾患を対象にする婦人科からなり、妊娠に関わる不妊治療や人工妊娠中絶（アウス）も領域に含まれます。産科は産褥期の異常疾患と新生児の異常も取り扱い、婦人科は生殖機能の異常や更年期障害、性器などの感染症と腫瘍までが領域になります。

　晩婚化と少子化による出産数の減少と、他の診療科に比べて診療時間、診療内容ともにハードで、さらに医事訴訟になるケースが増加傾向にあるところから産婦人科を標榜する医院は全国的に著しく減少傾向にあります。産科の場合、入院設備に加え医療機器も多額になり、専門職スタッフの数も多くなるため経営規模は大きくなります。

　収入の半分程度を自由診療収入が構成しているため、アメニティやサービスの充実などマネジメント力が経営戦略の大きなウエイトを占めることになります。

	婦人科（産科なし）				産婦人科（入院あり）			
	金額		構成比率		金額		構成比率	
	H23年	H24年	H23年	H24年	H23年	H24年	H23年	H24年
	千円	千円	%	%	千円	千円	%	%
医業収益	66,756	70,220	100.00	100.00	142,508	144,762	100.0	100.0
1．入院診療収益					60,270	60,620	42.3	41.9
保険診療収益					28,109	27,417	19.7	18.9
公害等診療収益								
その他の診療収益					32,161	33,203	22.6	22.9
2．外来診療収益	63,727	67,301	95.4	95.8	73,453	75,725	51.5	52.3
保険診療収益	47,350	50,221	71.0	71.5	51,232	63,264	36.0	36.8
公害等診療収益								
その他の診療収益	16,377	17,081	24.5	24.3	22,222	22,461	15.6	15.5
3．その他の医業収益	3,029	2,918	4.5	4.2	8,784	8,417	6.2	5.8
医業費用	50,976	50,910	76.4	72.5	107,352	110,054	75.3	76.0
1．給与費	15,407	15,627	23.1	22.3	43,040	44,486	30.2	30.7
2．医薬品費	10,406	10,471	15.6	14.9	12,701	12,822	8.9	8.9
3．材料費	2,083	2,246	3.1	3.2	4,601	4,790	3.2	3.3
4．委託費	3,889	3,547	5.8	5.1	5,471	5,140	3.8	3.6
5．減価償却費	4,084	3,887	6.1	5.5	6,370	5,782	4.5	4.0
6．その他の費用	15,107	15,132	22.6	21.5	35,169	37,034	24.7	25.6
損益差額	15,780	19,309	23.6	27.5	35,156	34,708	24.7	24.0
施設数	22	22			36	36		

（出所）第19回医療経済実態調査（中央社会保険医療協議会）　一般診療所・個人

2．資金計画

(1) 事業収支

自由診療の分娩収入は40万円前後です。自由診療にはこのほかに人工妊娠中絶や不妊治療などがあります。

産科を標榜する場合はスタッフの数は20人前後から30人前後までが平均となっています。

(2) 設備投資

産科の診療所は他病医院との差別化のためホテル並みの施設やサービスを目指す結果、建築コストは多額になります。

医療機器は診察台、分娩台、診療ユニット、分娩監視装置、腹部診断装置、高周波メス、生体情報モニター、子宮内視鏡など数も多く金額も多額になります。

少子化の時代にあっても全国的に産科の診療所は減少していることから、病院にはできない工夫によって評判を得て大きく成功している事例が少なくありません。

3. 経営のポイント

(1) アメニティとサービスを充実する

分娩については病気ではないため快適さと安心感がポイントになり、ホテル並みのアメニティと安心感を与える対応とサービスが重要になります。設備はもちろん退院時の記念写真やプレゼント、食事への配慮、そしてスタッフの対応力は評価の大きな部分になります。

(2) 専門性をアピールする

産科、婦人科として胎児、新生児、母体ケアに加えて一次診療機関としての的確な診断、悪性腫瘍の早期発見、更年期治療、不妊治療などの専門性をアピールすることは医療レベルの高さが想起されるものと思われます。

(3) ホームページ・SNSによる情報発信

出産期の女性はネットによる情報収集を常としており、その専門サイトの口コミや医院のホームページでの印象などから医院を選択するケースが多くなっています。利用しての満足度を高めることはもちろん、ホームページやSNSでの発信も重要です。

Q7 耳鼻咽喉科診療所の特徴と経営のポイントは？

A 全国的に耳鼻咽喉科診療所は少なく診療圏は広域が想定されますが、診療単価が低いため患者数がポイントになります。特に高齢化に伴う症状が多い診療科であるところから、高齢患者の取り込みが経営安定上は重要になります。

解説

1. 耳鼻咽喉科診療所の特徴

　耳鼻咽喉科は中耳炎などの炎症性疾患が大半を占め、花粉症といわれるアレルギー性鼻炎、蓄膿症といわれる慢性副鼻腔炎、ほかにアデノイド、急性扁桃腺、口内炎など咽喉や口腔に関わるところが診療領域になります。基本的に症状が長引くものや老人性のものが多く、慢性患者と老人の比率が高い傾向にあります。高齢化に伴う難聴が多くなり、補聴器に関する相談や判断のニーズも増える傾向にあります。頭頸部などの悪性腫瘍については専門病院へ、また花粉症や喘息は内科との重複領域になります。

　相対的に耳鼻科診療所は少なく、診療圏は広域で3 kmを超えることも考えられます。検査と処置がほとんどで、大きな手術もないため診療単価は診療科のうち低いほうに該当し、経営的には採算のハードルが高いといえます。

2. 資金計画

(1) 事業収支

　診療単価は、患者1人当たり月に7,000円から9,000円程度と低く、1日当たりの患者数が全科平均の倍くらいで全科平均収入となります。また2万人に1ドクターといわれ診療圏は広域であるため、患者予測と来患数の検討が重要になります。

第6章 診療科目別に見た診療所の特徴と経営のポイント

耳鼻咽喉科	金額 H23年 千円	金額 H24年 千円	構成比率 H23年 %	構成比率 H24年 %
医業収益	70,052	72,019	100.00	100.00
1. 外来診療収益	69,405	71,272	99.1	99.0
保険診療収益	68,820	70,548	98.2	98.0
公害等診療収益	15	19	0.0	0.0
その他の診療収益	570	704	0.9	1.0
2. その他の医業収益	647	747	0.9	1.0
医業費用	46,035	45,894	65.7	63.7
1. 給与費	20,489	20,863	29.2	29.0
2. 医薬品費	6,625	6,235	9.5	8.7
3. 材料費	918	1,073	1.3	1.5
4. 委託費	2,642	2,525	3.8	3.5
5. 減価償却費	3,528	3,357	5.0	4.7
6. その他の費用	11,833	11,841	16.9	16.4
損益差額	24,017	26,125	34.3	36.3
施設数	54	54		

(出所) 第19回医療経済実態調査（中央社会保険医療協議会） 一般診療所・個人・入院なし ※ 「全体」は内科の項 (p.145) を参照

スタッフは受付事務、看護助手それぞれ2名ずつの合計4名程度が平均的と考えられますが、花粉症、レーザー治療、難聴などに特化する場合や来患数によっても変わってきます。

(2) **開業資金**

診療圏が広域であり患者数も多くを想定すると駐車場は20台程度を要するものと思われます。建物は待合室も広く、検査室も無音室を要し、レントゲン室、処置室合わせて150㎡（約45坪）前後が想定されます。

機器は電子カルテ、コピー機などの事務機器に診療ユニット、X線診断装置、ネブライザー、鼻咽喉ファイバースコープ、花粉症手術のアルゴンプラズマ凝固装置など合計で2,000万円から2,500万円前後です。

3. 経営のポイント

(1) **高齢化による症状に注力する**

　高齢化と関連の深い診療科で、難聴、眩暈(めまい)、無呼吸症候群などに積極的に取り組むこととその取組みをアピールすることが大事になります。他の診療科に比べ人口構成と年齢別有訴率（病気やけが等で体の具合の悪いところを自覚している者の人口千人に対する割合）から特に高齢者への対応は必須といえます。

(2) **効率的なオペレーションを工夫する**

　多くの来院患者を前提とするため予約システムや診療時間など、ユニットや機器の配置やスタッフの動きなど待ち時間の短縮と検査や治療の回転率を上げるような工夫が必要になります。

(3) **専門性、特殊性を打ち出す**

　耳鼻咽喉科にはアトピー、喘息、難聴、花粉症など慢性的な疾患が多く、この疾患に特化した場合その評判は遠くからでも多くの来院につながる可能性が高くなります。専門病院などとの連携も有効といえます。

Q8 眼科診療所の特徴と経営のポイントは？

A 眼科診療所の特徴は診療単価が全診療科のなかでも低いほうに属しながら、設備投資額は多額になり、またスタッフの数も多く固定費は多額になる点です。したがって経営上のポイントは、患者数の確保と手術による収入増によって収支のバランスを取ることだといえます。

解 説

1. 眼科診療所の特徴

眼科は近視、遠視、乱視といった屈折異常、花粉症、眼精疲労、糖尿病性網膜症、白内障、緑内障などの一般眼科診療と、コンタクトレンズ診療、白内障等の外来手術が一般的ですが、最近では都市部において近視矯正手術いわゆるレーシック手術を手掛ける医院もあります。

他診療科に比べ診療単価が低く、初診割合は高く、また他の診療科との併設はほとんど見られません。白内障、網膜光凝固術などの手術が多く、収入に占める割合も6割近くを占め、特に高齢化の進むなか老人性白内障の増大が顕著であり、日帰りの外来手術の数が経営上の大きなポイントになります。逆に手術を行わない場合においても眼科系疾患はおしなべて老齢化に付随するものが多く、老人患者の割合が半数を占めるのが一般的であり、その点では集患には有利な診療科といえます。

また診療の延長線上でコンタクトレンズの販売が可能で、配偶者などを代表者にしたメディカルサービス法人などを併設しその販売を行っています。

2. 資金計画

(1) 事業収支

眼科は検査が多くまた初診割合も高いのが特徴で、診療単価は患者1人当

眼　科	金額 H23年 千円	金額 H24年 千円	構成比率 H23年 %	構成比率 H24年 %
医業収益	68,294	71,367	100.00	100.00
１．外来診療収益	66,853	70,007	97.9	98.1
保険診療収益	65,957	68,975	96.6	96.6
公害等診療収益	27	35	0.0	0.0
その他の診療収益	870	997	1.3	1.4
２．その他の医業収益	1,441	1,360	2.1	1.9
医業費用	44,767	45,387	65.6	63.6
１．給与費	17,597	17,551	25.8	24.6
２．医薬品費	5,766	6,105	8.4	8.6
３．材料費	1,491	2,042	2.2	2.9
４．委託費	406	504	0.6	0.7
５．減価償却費	4,409	4,036	6.5	5.7
６．その他の費用	15,098	15,148	22.1	21.2
損益差額	23,526	25,980	34.4	36.4
施設数	64	64		

（出所）第19回医療経済実態調査（中央社会保険医療協議会）　一般診療所・個人・入院なし　※「全体」は内科の項（p.145）を参照

たり月に7,000円から8,000円の間であり、手術割合が低い場合には5,000円台もあり得ます。人件費と設備投資額が多額になるところから減価償却が重要なポイントになり、来患数をベースに損益分岐点とキャッシュフロー分岐点のシミュレーションを行う必要があります。

(2) **設備投資**

　検査は種類、数ともに多いため検査室は120㎡～150㎡（約36～45坪）は必要とされ、また手術を行う場合30㎡～50㎡（約9～15坪）の耐震の手術室が必要となるなど建築面でのコストは多額になります。医療機器は視力計、視野計、眼圧計、屈折計、眼圧カメラなどの検査機器で700万円～1,000万円、手術を行う場合は白内障手術器、レーザー凝固装置などに700万円～1,500万円、事務機器として電子カルテ、レセプトコンピュータなどに400

万円の投資が標準のようです。

3. 経営のポイント

(1) 病院など他機関との連携
病診連携のみならず内科診療所、介護施設等との関係性や協力体制の強化は老人性の眼科疾患の増患につながることになります。

(2) 日帰り手術の実施
日帰り手術については点数も高く患者平均単価の低さをカバーし、また手術を行うことが診療技術の高さをイメージさせます。

(3) 検査機器と検査体制の充実
眼科診療の基本は検査にありますが、検査機器の進歩により精密で高度な診断が可能になります。最新の機器による的確な診断は評判に大きく影響します。

(4) 独自性を出す
他の眼科医院と比べ特異な独自性はアピールの大きな力になります。たとえば症状ごとの診療体制、インフォームドコンセントのスタイル、待ち時間の解消方策、スタッフの接患姿勢、医院内の環境、SNSによる発信などが考えられます。

Q9 皮膚科診療所の特徴と経営のポイントは？

A 皮膚科診療所の特徴は診療単価が低く患者数もあまり多くならない点ですが、設備投資額も少なく、利益率の高い収益構造になります。経営上の重要点は保険診療に加え、自由診療となる美容マーケットの取り込みと、アピールできる得意な専門分野などによる集患力になります。

解説

1. 皮膚科診療所の特徴

皮膚科の疾患は湿疹・皮膚炎群、アトピー性皮膚炎、白癬(はくせん)などの皮膚感染症、やけどやケガなどの物理的皮膚傷害など、直接皮膚に現れる疾患が対象となりますが、内臓疾患に病因がある場合なども想定され、広い視点での診断が必要とされるのが特徴です。性感染症との関連から泌尿器科と併設される場合が多くあります。

近年では脱毛や皮膚のアンチエイジング、ほくろ、シミなどの徐去といった自由診療となる美容ニーズへの対応を収入の柱とする医院が増えています。

患者の構成はアトピーなどの幼児や子供の割合が高く、暑くなる夏場に集中する傾向があり、美容は成人女性の割合が高くなります。

皮膚科の医院は全国的に少なくそのため2km程度が診療圏と考えられます。急患や夜間対応もありませんし、設備や機器への投資も少なくスタッフも2～3人でもできるため開業しやすく、女性医師の割合が43.8％と高いのが特徴です。

2. 資金計画

(1) 事業収支

診療単価は全科のなかで一番低く、患者1人当たり月に6,000円から

第6章 診療科目別に見た診療所の特徴と経営のポイント

皮膚科	金額		構成比率	
	H23年	H24年	H23年	H24年
	千円	千円	%	%
医業収益	76,035	77,155	100.00	100.00
1．外来診療収益	75,104	76,046	98.8	98.6
保険診療収益	70,317	70,946	92.5	92.0
公害等診療収益	26	27	0.0	0.0
その他の診療収益	4,761	5,073	6.3	6.6
2．その他の医業収益	931	1,109	1.2	1.4
医業費用	50,655	50,571	65.6	65.5
1．給与費	20,027	20,221	26.3	26.2
2．医薬品費	12,893	12,729	17.0	16.5
3．材料費	812	782	1.1	1.0
4．委託費	1,521	1,576	2.0	2.0
5．減価償却費	2,974	2,757	3.9	3.6
6．その他の費用	12,428	12,505	16.3	16.2
損益差額	25,380	26,584	33.4	34.5
施設数	49	49		

（出所）第19回医療経済実態調査（中央社会保険医療協議会） 一般診療所・個人・入院なし ※「全体」は内科の項（p.145）を参照

7,000円の間です。患者数も多くならず、医業収益は全科のなかでも低い診療科ですが、軽装備により医業費用も低いため、損益差額は他科診療所とあまり変わりません。

(2) **開業資金**

問診と視診での診断になるため、医療機器は顕微鏡レーザー手術装置、電気メス、ブラックライトなど100万円～300万円程度であり、検査処置などにもスペースもそれほど要しないところから設備投資は他の診療科に比べて少なく、電子カルテなどの事務機器を入れて1,000万円～1,500万円程度になります。美容処置のための機器はケミカルピーリング（薬剤により皮膚の古い角質を取り除く治療）の機器が300万円～500万円になりますが1処置当たりの単価が30万円前後ともいわれ、投資額の回収はそれほど困難なも

のではなく、評判によって患者が増えれば効率的な投資となります。

3. 経営のポイント

(1) ホームページ・SNSによる情報発信

皮膚科の患者は幼児と子供の割合が高く医療機関を選択するのは比較的若い母親となりますが、その世代は昨今ホームページでの発信内容やSNSによって発信される情報によって選択することを常とするため、適切で有益な情報とイメージを発信することが重要です。

(2) 美容皮膚科に注力する

美容皮膚科のマーケットは拡大の傾向にありますが、治療メニューと患者が納得する治療費を明示すること、そして評判が重要になります。

(3) 専門分野での特異性をアピールすること

アトピー性皮膚炎などの慢性的で治りにくい症例での評判は、診療圏にかかわりなく集患に結びつきます。

Q10 泌尿器科診療所の特徴と経営のポイントは？

A 高齢化社会における地域医療の重要な診療科となりつつあります。泌尿器科診療所は、開業資金は一般内科診療所と同程度ですが、血液透析を行う場合は設備投資、スタッフ数は格段に大きくなります。

解説

1. 泌尿器科診療所の特徴

　泌尿器科は、腎臓・膀胱などの尿路系、副腎等の内分泌系、前立腺などの男性生殖器系の疾患を治療する診療科です。これらの疾患は高齢者に多く、特に男性の場合は60歳を超えてからの患者数は急激に跳ね上がります。なかでも前立腺癌は、高齢化、食生活の欧米化の影響で男性の癌のなかでも肺がんに次いで多くなると予想されています。泌尿器科は、高齢化社会を迎えて地域のなかで重要な診療科になるでしょう。

2. 開業資金

　泌尿器科の医療機器は、X線診断装置、超音波断層検査装置、膀胱尿道内視鏡、尿失禁治療器（ウロマスター）、電子カルテなどで2,000万円～3,000万円くらいでしょう。これに戸建てであれば土地代・建物代、建物賃貸であれば敷金と内装費が加わり、運転資金として開業までの人件費、借入利息、開業案内などの諸経費と開業してからの運転資金6月分を加算します。総額で一般内科の開業資金と同程度です。

　しかし、血液透析を計画する場合は、1日の透析患者数に見合う土地面積、建物面積が必要になります。土地面積は、建物だけではなく相当数の駐車場も考慮しなければなりません。医療機器は、通常の泌尿器科の医療機器に加えて、受療患者数ぶんの透析装置、逆浸透精製水製造システム（RO装置）、

多人数用透析液供給装置、透析用剤溶解装置が必要になります。透析装置は150万円が標準ですから1日の治療患者数が50人とするとこれだけで7,500万円、加えてRO装置、多人数用透析液供給装置も高額です。また建物は水の循環を考慮した特殊な設計が要求されますので、建築費も高額になります。

3. 経営のポイント

　泌尿器科を標榜する全国の診療所の数は約4,000件で、他の診療所と比較して多くはありません。また高齢患者の増加により泌尿器科診療所に対する需要はまだまだ高まると予想されます。地域的に数が少なく、患者数は増加しますので安定した経営となるでしょう。また平均スタッフの数も5〜6人で、設備投資も多くないことから損益分岐点は他科診療所よりも低く、収支差額は他科に比べ大きくプラスになっています。

　血液透析を行う診療所の場合は設備投資が巨額になりますが、患者1人当たりの月収入額は30万円を超えるため経営が軌道に乗れば、損益分岐点が低くなり大きな収益が発生します。

　泌尿器科の治療は手術に直結する割合が高く、そのため手術実績のある大学病院等との連携は欠かせません。この連携度合いが患者からの評価を左右します。

　また血液透析患者はそのほとんどが大病院からの紹介ですから、患者を獲得するためには大病院の担当医師との良好な関係づくりは重要です。血液透析を行う場合は、患者数が増加すると1日2クールで治療をすることになります。そのため看護師は日中と午後遅くからの交代制で勤務することになり、スタッフ数も必然的に増加します。きめ細かい人事管理ができる事務長の存在が重要です。

　（注）「第19回医療経済実態調査」には泌尿器科単独のデータはなく、"その他"
　　　に含まれています。

第6章 診療科目別に見た診療所の特徴と経営のポイント

Q11 歯科診療所の特徴と経営のポイントは？

A 歯科診療所は全国で乱立しているため、1診療所当たりの患者数は年々減少し経営的に苦しくなっています。設備計画は慎重に組む必要があり、運転資金は最低半年間以上の金額を準備すべきです。

解説

1. 歯科診療所の特徴

　全国の歯科診療所の数は、2012（平成24）年末現在約68,700でコンビニよりも多い状況です。新規開業が2,000件、廃業数が1,600件あるため統計では開業数はここ数年約400件の純増です。毎年の新規開業が2,000件という数は、歯科医師国家試験合格者数に近く、勤務医として働く場所が少ないためやむを得ず若くして開業に踏み切らざるを得ないことを示しています。開業前の勤務医の給料も高いとはいえず、開業するときの自己資金は潤沢ではないと考えるべきでしょう。

　次ページの表（平成25年医療経済実態調査）のデータは、個人で損益差額が約1,100万円となっていますが、これは統計の中央値であり新規開業の経営データはかなり厳しいものです。

　また中央値である1,100万円という損益差額も、納税、借入金返済、リスクマネジメントとしての生命保険料支払いを控除すれば、資金収支は厳しい状況です。開業投資計画と返済計画を慎重に組まなければ、返済資金が滞ってしまいます。資金不足による倒産件数の多いのが歯科診療所の特徴です。

　競合相手の多い歯科診療所ですが、確かな技術と丁寧な治療計画の説明、スタッフの温かい接遇で、開業してわずかの期間に患者が殺到する診療所も多くみられます。患者の口コミにより経営が大きく左右するのが歯科診療所です。

171

歯　科	個人 千円	個人 %	法人 千円	法人 %	全体 千円	全体 %
Ⅰ　医業収益	42,221	99.8	75,682	99.9	48,514	99.8
1．保険診療収益	35,794	84.6	59,132	78.1	40,123	82.5
2．労災等診療収益	22	0.1	73	0.1	31	0.1
3．その他の診療収益	5,807	13.7	15,588	20.6	7,629	15.7
4．その他の医業収益	598	1.4	888	1.2	732	1.5
Ⅱ　介護収益	97	0.2	56	0.1	97	0.2
1．居宅サービス収益	95	0.2	52	0.1	94	0.2
2．その他の介護収益	3	0.0	4	0.0	3	0.0
Ⅲ　医業・介護費用	31,354	74.1	70,639	93.3	38,743	79.7
1．給与費	12,717	30.1	40,252	53.1	17,837	36.7
2．医薬品費	523	1.2	977	1.3	601	1.2
3．歯科材料費	3,032	7.2	5,909	7.8	3,569	7.3
4．歯科技工費	3,604	8.5	5,523	7.3	3,985	8.2
5．減価償却費	2,391	5.7	3,536	4.7	2,607	5.4
6．その他の経費	9,086	21.5	14,442	19.1	10,144	20.9
Ⅳ　損益差額	10,964	25.9	5,098	6.7	9,868	20.3
施設数	492	－	103	－	598	－
平均ユニット数	3	－	4	－	3	－

（出所）第19回医療経済実態調査（中央社会保険医療協議会）

2．開業資金

　歯科診療所の建物面積は、100㎡（約30坪）が標準です。建物が賃貸の場合であれば、保証金、内装工事費、ユニット3台、パノラマレントゲン、電子カルテシステム、その他器具合わせて3,500万円～4,000万円くらいです。加えて開業までの費用と開業後の運転資金を1,500万円として、合計5,000万円強の開業資金が必要でしょう。

3．経営のポイント

　歯科医師が1日頑張って診療しても、診療できる患者数は30人が限度と

第6章　診療科目別に見た診療所の特徴と経営のポイント

いわれます（1人／15分）。したがって通常の治療態勢では、収入面で一定限度まで来れば頭打ちになってしまいます。さらに、歯科診療所の1日平均患者数は、年々逓減の傾向にあり20人を割り込んでいます。

　このように診療報酬の頭打ちと新規開業数の増加で、歯科診療所全般の経営状況は厳しいものになっています。そのため新規の診療所は夜間、休日診療も積極的に行い、患者獲得の努力を積極的に行わざるを得ないのが現実です。また専門性と差別化戦略のため、インプラント、矯正歯科、審美歯科に取り組む診療所も増加しています。

　痛くなってから来院するよりも、痛くなる前に来院する予防ケアも大きなマーケットです。虫歯と歯周病を予防する口腔ケアの戦力として歯科衛生士をもっと活用すべきです。また在宅診療も地域包括ケアの施策のなかで歯科医院の重要な収入源になっていきますが、在宅診療に取り組んでいる歯科医院の割合は数パーセントしかありません。積極的に在宅診療（介護施設を含めて）に取り組むべきでしょう。

Q12 調剤薬局の特徴と経営のポイントは？

A 調剤薬局は薬の販売で利益を上げる医療機関ではありません。調剤技術料と薬学管理料が収益の柱で、それに回付されてきた処方箋枚数を乗ずると粗利益が算出されます。

解説

1. 調剤薬局の特徴

　調剤薬局は、医師が交付する処方箋に基づき医薬品を調剤し販売する医療機関です。その形態は、大学病院等の大病院の前で開業している門前薬局、中小病院やクリニックの横で開業しているマンツーマン薬局、人が集まるドラッグストアなどで調剤する面分業薬局に分かれ、その数は全国で約5万6千店余りです。これは全国のコンビニの数に匹敵しますが、調剤薬局数がここまで伸びた原因は、病医院の過剰な投薬治療を防ぎ薬剤費を抑制するため院外処方に誘導した国の施策のためです。

　保険で支払われる薬の価格と薬の仕入れ価格の差を「薬価差」と言い、病医院にとって大きな収益となっていましたが、重なる薬価差の改定により以前は40％もあった薬価差も激減し、病医院は薬を院内で処方するメリットが消え、急激に院外処方に方向転換しました。しかし急激に伸びてきた調剤薬局の出店も、院外処方の拡充と病医院の新規開業の減少から近年その伸びは横ばいになってきています。

2. 開業資金

　調剤薬局の建物面積の最低基準は19.8㎡（約6坪）以上、このうち調剤室は6.6㎡（約2坪）以上とされていますが、薬のストックヤード、待合室等に余裕を持たせて66㎡（約20坪）くらいが目安でしょう。

建物が賃貸の場合であれば、保証金、内装工事費、分包機等の調剤機器、コンピュータシステム、薬の在庫の初期投資に加えて、開業までの運転資金と開業後2月分の運転資金が必要になります。

調剤薬局の形態、開業場所、処方箋を交付する病医院の患者数により開業資金は変化しますが、一般的なマンツーマン薬局の場合3,000万円〜4,000万円くらいが標準のようです。

3. 経営のポイント

調剤薬局の収入は、調剤技術料（調剤基本料＋調剤料）＋薬学管理料＋薬剤料で構成されます。

調剤技術料は調剤技術への評価、薬学管理料は服薬の指導や管理への評価、薬材料は薬代のことです。薬価差がほとんどなくなったため薬の売上げと仕入れはほぼ同額と考えれば、その調剤薬局の収益は処方箋1枚当たり調剤技術料＋薬学管理料がいくらかを押さえ、1日何枚の処方箋が期待できるのかを予想すれば利益計画が立てやすくなります。

次ページの表（平成25年医療経済実態調査）から、その他薬局事業収益、仕入れを除外して処方箋1枚当たり収益を計算すると、個人で2,160円、法人で2,415円くらいとなります。この金額は、処方箋を発行する医療機関の診療科に左右されます。

また1日処方箋枚数40枚当たり1人の薬剤師を配置しなければなりませんが、その薬剤師を確保することが調剤薬局の悩みになっています。薬剤師を機動的に配置し、人員基準を満たすためには調剤薬局を複数店舗経営することが望ましいといえます。

1枚当たり処方箋収益を増加させるためにはジェネリック薬の調剤、在宅患者への服薬指導に積極的に取り組む戦略が重要視されます。

また門前薬局やマンツーマン薬局ではなく、患者の居住場所に近い「かかりつけ薬局」がこれからの有望な調剤形態になるでしょう。

調剤薬局	個人 千円	個人 %	法人 千円	法人 %	全体 千円	全体 %
Ⅰ 収益	98,972	99.9	172,029	99.9	165,801	99.9
1．保険調剤収益	93,863	94.8	163,221	94.8	157,308	94.8
2．公害等調剤収益	2,200	2.2	503	0.3	647	0.4
3．その他の薬局事業収益	2,908	2.9	8,306	4.8	7,846	4.7
Ⅱ 介護収益	52	0.1	198	0.1	185	0.1
1．居宅介護収益	44	0.1	196	0.1	183	0.1
2．その他の介護収益	8	0.0	2	0.0	2	0.0
Ⅲ 費用	89,220	90.1	163,070	94.7	156,774	94.5
1．給与費	11,539	11.7	30,095	17.5	28,513	17.2
2．医薬品等費	68,330	69.0	116,306	67.5	112,216	67.6
3．委託費	58	0.1	471	0.3	436	0.3
4．減価償却費	1,063	1.1	1,720	1.0	1,664	1.0
5．その他の経費	8,231	8.3	14,478	8.4	13,945	8.4
Ⅳ 損益差額	9,804	9.9	9,157	5.3	9,212	5.5
処方箋枚数	12,811		19,634		19,052	
一日処方箋枚数	48		74		72	

＊　その他の薬局事業収益：一般市販薬・化粧品等
＊　一日処方箋枚数：月22日で計算
（出所）第19回医療経済実態調査（中央社会保険医療協議会）

第7章 介護保険サービス別に見た介護事業の特徴と経営のポイント

Chapter 7

Q1 居宅介護支援事業とはどのようなものか？

A 介護支援専門員（ケアマネジャー）が要介護認定を受けた利用者の介護サービスを利用するためのケアプランを作成するサービス事業です。

解説

1. 居宅介護支援事業の概要と留意点

　要介護認定を受けた高齢者が介護保険サービスを受けるためのケアプランを作成する事業のことです。事業所に属するケアマネジャーが利用者との個別契約においてケアプランを作成します。ケアマネジャーは、それぞれの利用者に応じた介護サービスを利用するためのケアプランを作成し、そのプランに基づいて適切なサービスが提供されるよう、事業者や関係機関との連絡・調整を行います。ケアプランの作成にあたっては、特定のサービスや事業者に偏ることがないよう、公正中立に行うこととされています。要介護者が置かれている環境等に応じて多様な指定居宅サービスが総合的かつ効率的に提供されるように保険給付の対象として位置付けられており、その重要性から保険給付率は10割（自己負担なし）とされています。

2. 人員基準

　ケアマネジャーは、居宅介護支援事業所ごとに必ず1人以上を常勤で置かなければなりません。また、常勤のケアマネジャーの配置は利用者数35人に対して1人を標準とすることが望ましいとされています。

3. 介護報酬

　居宅介護支援費は表のとおりで、取扱件数に応じて単価が変わってきます。介護予防の利用者数は2分の1でカウントします。初回加算、特定事業所減

第7章 介護保険サービス別に見た介護事業の特徴と経営のポイント

算、特定事業所加算や入院時情報連携加算などがあります。

4. 経営のポイント

　居宅介護支援事業所が単体として採算ベースに乗せることは非常に難しい報酬単価になっています。グループ内での介護サービス事業の提供をスムーズに連携して行うために、収支は度外視して運営する法人もあります。この場合、囲い込みについて集中減算を受けない程度に抑えるのか、集中減算を受けてでも、グループ内のサービス事業所を優先してケアプランを計画し全体としての収益を優先するのかは、事業所の考え方により異なります。

　1事業所当たりのケアマネジャーの数は常勤換算で2.2人、ケアプラン数は70件です。ケアマネジャー常勤1人当たりの実利用者数は31.2人です。

　1事業所当たりの収入は905,000円、人件費は771,000円（85.2%）となっています。常勤ケアマネジャーの給与は353,409円、非常勤ケアマネジャーの時給は1,589円（1月常勤勤務時間170時間として270,130円÷170時間）となっています。

<居宅介護支援事業>

平成26年介護事業経営実態調査結果

（厚生労働省老健局老人保健課）より作表

平均単価	12,926	円	
平均利用人数	70	人	
1事業所当たり平均利用料（1月）	903,000	円	

常勤換算職員数	2.7	人	常勤率　86.8%
介護支援専門員常勤換算数	2.2	人	常勤率　89.5%
介護支援専門員常勤数	2.0	人	2.2×89.5%＝2
介護支援専門員非常勤数（常勤換算）	0.2	人	
介護支援専門員常勤給与	353,409	円	
介護支援専門員非常勤給与（常勤換算）	270,130	円	
常勤換算1人当たり実利用者数	31.2	人	

収入		905,000	円	
	介護収入	903,000	円	
	その他収入	2,000	円	
支出		974,000	円	
	給与費	771,000	円	人件費率85.2%
	減価償却費	14,000	円	
	その他	166,000	円	
	特別損失	23,000	円	
差引		-69,000	円	損失

<居宅介護支援費（1月につき）>

	(1)	(2)	(3)
取扱件数	40未満	40以上60未満	60以上
要支援	430単位		
要介護1・2	1,042単位	521単位	313単位
要介護3・4・5	1,353単位	677単位	406単位

　要介護は1人を1、要支援は1人を0.5でカウントします。たとえば、合計取扱件数が40未満の事業所では要介護1・2の人は1月1,042単位となります。

<現物給付（10月サービス分）　償還給付（11月支出決定分）>

介護保険事業状況報告（暫定）より作表

	要介護1	要介護2	要介護3	要介護4	要介護5	計
利用者数	851,549人	799,140人	487,295人	341,049人	230,599人	2,709,632人
分布比率	31.40%	29.50%	18.00%	12.60%	8.50%	100.00%
平均人数	10人	9人	6人	4人	3人	32人
報酬単価	1,042単位	1,042単位	1,353単位	1,353単位	1,353単位	
収入分布	101,515円	95,267円	75,429円	52,792円	35,695円	360,698円

第 7 章　介護保険サービス別に見た介護事業の特徴と経営のポイント

Q2　訪問介護事業とはどのようなものか？

A　訪問介護員（ホームヘルパー）が利用者の自宅を訪問し、身体介護や生活援助といったサービス提供をする事業です。通院などを目的とした乗車・移送・降車の介助サービスも提供します。

解説

1. 訪問介護事業の概要と留意点

　利用者が可能な限り自宅で自立した日常生活を送ることができるよう、ホームヘルパーが利用者の自宅を訪問し、食事・排泄・入浴などの介護（身体介護）や、掃除・洗濯・買い物・調理などの生活の支援（生活援助）をします。通院などを目的とした乗車・移送・降車の介助サービスを提供する事業所もあります。介護予防訪問介護には、「身体介護」と「生活援助」の区別はありません。

2. 人員基準

　指定訪問介護事業所におけるホームヘルパーの員数は、常勤換算で2.5人以上で、業務量を考慮し適切な員数の人員を確保することになっています。
　前3か月の利用者の平均値の数が40人又はその端数を増すごとに常勤換算で1人以上の者をサービス提供責任者としなければなりません。利用者の数が200人超の大規模な事業所は、サービス提供責任者の配置義務は諸条件を満たすことにより緩和されます。
　また、サービス提供責任者については、専ら指定訪問介護の職務に従事する介護福祉士又は諸条件を満たすもので、原則として常勤の者から選任することとされています。

3. 介護報酬

　介護報酬について主なところは表のとおりとなっています。要介護度別に報酬が設定されておらず、提供サービスの種類と提供時間により報酬が設定されています。たとえば、身体介護を50分間提供するのであれば、要介護度1の人も要介護度5の人も報酬は388単位となっています。

4. 経営・収支のポイント

　表は1月の延べ訪問回数601～800回規模の事業所の平均数値となっています。訪問1回当たりの平均単価が3,453円で延べ698.1回の提供から2,411千円の売上高となっています。人件費率は73.6%で、介護職員常勤職員数は3.1人、介護職員非常勤職員は常勤換算で3.7人、合計介護職員数は常勤換算で6.8人となっています。訪問介護員常勤換算1人当たり訪問回数は103.3回となっています。

第7章　介護保険サービス別に見た介護事業の特徴と経営のポイント

＜訪問介護＞

平成26年介護事業経営実態調査結果
（厚生労働省老健局老人保健課）より作表

平均単価	3,453	円	
延べ利用回数	698.1	回	
1人当たり利用回数（1月）	22	回	次ページ下の表「要介護のみ」欄参照
平均利用者数	32	人	698.1 ÷ 22 = 32人
1人当たり平均利用料（1月）	75,966	円	3,453 × 22（平均単価×平均利用回数）

常勤換算職員数	7.8	人	常勤率51.2%
常勤換算非常勤職員数	3.8	人	7.8 −（7.8 × 51.2%）
介護職員常勤換算数	6.8	人	常勤率46.2%
介護職員常勤職員数	3.1	人	6.8人 × 46.2%
介護職員非常勤職員数（常勤換算）	3.7	人	6.8人 − 3.1人
常勤職員給与	290,648	円	介護福祉士
	275,216	円	介護職員
非常勤職員給与（常勤換算）	273,505	円	介護福祉士
	258,528	円	介護職員
常勤1人当たり平均訪問回数	103.3	回	
利用者の平均要介護度	2.4		

収入	2,411,000	円	
介護収入	2,370,000	円	
その他収入	41,000	円	
支出	2,209,000	円	
給与費	1,774,000	円	人件費率73.6%
減価償却費	34,000	円	
その他	349,000	円	
特別損失	52,000	円	
差引	202,000	円	利益

所要時間(分)	身体介護
20未満	165単位
20～30	245
30～60	388
60～	564
以降30ごと	80

所要時間(分)	生活援助
20～45	183単位
45～	225
通院等乗降介助	97

＜現物給付（10月サービス分） 償還給付（11月支出決定分）＞より抜粋作表

区分	要介護1	要介護2	要介護3	要介護4	要介護5	要介護のみ
受給者数（人）	295,972	280,804	155,400	118,180	97,606	947,962
利用回数（回）	3,778,924	4,757,703	4,118,879	4,084,935	4,134,308	20,874,749
1人当たり1月間での利用回数（回/人）	12.8	16.9	26.5	34.6	42.4	22.0
保険給付決定状況・総数（給付費・単位：百万円）	10,508	13,540	12,011	12,043	12,999	61,102
1回当たりの平均金額（円/回）	2,781	2,846	2,916	2,948	3,144	2,927

第7章 介護保険サービス別に見た介護事業の特徴と経営のポイント

Q3 訪問看護事業とはどのようなものか？

A 利用者の心身機能の維持回復などを目的として、看護師などが疾患のある利用者の自宅を訪問し、主治医の指示に基づいて療養上の世話や診療の補助を行います。

解説

1. 訪問看護事業の概要と留意点

　訪問看護は看護師又は准看護師の行うサービス提供です。訪問介護が、生活支援から身体介護と福祉系のサービスであるのに対し、訪問看護は、医師の指示書がないとサービス提供することのできない医療系のサービスとなっています。

　訪問介護はケアマネジャーがケアプランに計画すればサービス提供を行うことができますが、訪問看護は、それだけではサービス提供できません。主治医の訪問看護指示書が必要となります。このことから、訪問看護は主治医との連絡調整や、関係性も大きく運営を左右することがあります。

　訪問看護には、介護保険サービスと医療保険サービスの提供の2種類があります。要介護認定を受けている患者にサービス提供する場合には、介護保険サービスが優先されますが、疾病によっては医療保険の適用となります。

2. 人員基準

　指定訪問看護ステーションとみなし指定である病院又は診療所の行う訪問看護とで人員基準は異なります。指定訪問看護ステーションの場合は、看護職員（保健師、看護師又は准看護師）の員数は、常勤換算で2.5人以上で、業務量を考慮し適切な員数の人員を確保することになっています。

　また、管理者は常勤の保健師又は看護師で、原則として当該管理業務に専

ら従事することとなっています。指定訪問看護を担当する医療機関の場合、指定訪問看護事業所ごとに指定訪問看護の提供にあたる看護職員を適当数確保することになっています。

3. 介護報酬

　指定訪問看護ステーションとみなし指定されている病院又は診療所の行う訪問看護とで報酬単価は異なります。表は指定訪問看護ステーションの場合です。たとえば所要時間30分以上1時間未満の場合は指定訪問看護ステーションの場合は814単位、病院又は診療所の場合は567単位となっています。

4. 経営・収支のポイント

　医療機関が行う場合には、看護師等を2.5人以上確保して指定訪問看護ステーションとするかどうかという判断があります。訪問看護として、提供するサービスは同じですが、人員基準と報酬単価が異なります。

　表は1か月の延べ訪問回数201～300回規模の事業所の平均数値となっています。訪問1回当たりの平均単価が8,478円で延べ241.6回の提供から2,049千円の売上高となっています。人件費率は79.0％で、看護職員常勤職員数は3.3人、看護職員非常勤職員は常勤換算で1.2人、合計介護職員数は常勤換算で4.5人となっています。訪問看護員常勤換算1人当たり訪問回数は53.4回となっています。

第7章 介護保険サービス別に見た介護事業の特徴と経営のポイント

<訪問看護>

平成26年介護事業経営実態調査結果
(厚生労働省老健局老人保健課) より作表

平均単価	8,478	円	
延べ利用回数	241.6	回	
1人当たり利用回数（1月）	8.7	回	次ページ下の表「要介護のみ」欄参照
平均利用者数	28	人	241.6 ÷ 8.7 = 28人
1人当たり平均利用料（1月）	73,759	円	8,478 × 8.7 (平均単価×平均利用回数)

常勤換算職員数	6.0	人	常勤率72.8%
常勤換算非常勤職員数	1.6	人	6.0 -（6.0 × 72.8%）
看護職員常勤換算数	4.5	人	常勤率72.4%
看護職員常勤数	3.3	人	4.5人 × 72.4%
看護職員非常勤数（常勤換算）	1.2	人	4.5 - 3.3
常勤職員給与	441,891	円	看護師
	344,179	円	准看護師
	435,017	円	PT
	380,440	円	OT
非常勤職員給与（常勤換算）	360,913	円	看護師
	324,049	円	准看護師
	409,177	円	PT
	334,230	円	OT
看護職員常勤換算1人当たり訪問回数	53.4	回	
利用者の平均要介護度	3.0		

収入		2,049,000	円	
	介護収入	2,032,000	円	
	その他収入	17,000	円	
支出		2,008,000	円	
	給与費	1,619,000	円	人件費率79.0%
	減価償却費	25,000	円	
	その他	357,000	円	
	特別損失	7,000	円	
差引		41,000	円	利益

所要時間(分)	訪問看護ST	病院診療所
～20	310単位	262単位
～30	463	392
30～60	814	567
60～90	1117	835

所要時間	PT・OT・ST
1回20分	302単位

＜現物給付（10月サービス分）　償還給付（11月支出決定分）＞より抜粋作表

区分	要介護1	要介護2	要介護3	要介護4	要介護5	要介護のみ
受給者数（人）	62,374	79,079	57,469	58,953	67,928	325,803
利用回数（回）	471,296	675,284	506,613	523,948	663,144	2,840,285
1人当たり1月間での利用回数（回/人）	7.6	8.5	8.8	8.9	9.8	8.7
保険給付決定状況・総数（給付費・単位：百万円）	2,310	3,261	2,499	2,768	3,869	14,707
1回当たりの平均金額（円/回）	4,901	4,828	4,933	5,282	5,835	5,178

第7章　介護保険サービス別に見た介護事業の特徴と経営のポイント

Q4 通所介護事業とはどのようなものか？

A 利用者が通所介護施設（デイサービスセンター）に通い、施設では食事や入浴などの日常生活上の支援、生活機能向上のための機能訓練や口腔機能向上サービスなどを提供します。

解 説

1. 通所介護事業の概要と留意点

　リハビリ型（機能訓練型）、認知症型、療養型（中重度型）、レスパイト型（預り機能型）、お泊りデイサービスなど事業所ごとに特徴を活かした運営を行っています。

2. 人員基準

　指定通所介護事業所における提供時間数に応じた生活相談員の配置が必要です。介護職員については15名の利用者までは1以上、15名以上は5人に対し1以上を追加で確保することになっています。看護職員については、提供時間帯を通じて専従する必要はありませんが、提供時間帯を通じて密接かつ適切な連携を図るものとされています。

3. 設備基準

　指定通所介護事業所の食堂及び機能訓練室（デイサービススペース）については、原則として3㎡×利用定員数以上の面積が必要となっています。特に夜間及び深夜に指定通所介護以外のサービスを行う場合（お泊りデイサービス等）には、都道府県への届出などが必要となっています。

4. 介護報酬

　通常規模型の基本報酬額は、表のとおりとなっています。1月の延べ利用者数の違いにより(イ)小規模型、(ロ)通常規模型、(ハ)大規模型Ⅰ、(ニ)大規模型Ⅱに分かれています。

　所要時間(1)3時間以上5時間未満、(2)5時間以上7時間未満、(3)7時間以上9時間未満の場合でそれぞれ㈠要介護1から㈤要介護5の別に報酬が決められています。

　中重度者ケア体制加算、個別機能訓練加算、認知症加算など各種加算があります。また、同一建物減算や送迎を行わない場合の減算など各種減算があります。

5. 経営・収支のポイント

　表は1月の延べ利用者数301～450人規模の事業所の平均数値となっています。利用者1人当たりの平均単価が10,003円で延べ372.8人の利用者から3,729千円の売上高となっています。人件費率は58.7％で、看護・介護職員常勤職員数は3.3人、看護・介護職員非常勤職員は常勤換算で2.2人、合計看護・介護職員数は常勤換算で5.5人となっています。看護・介護職員（常勤換算）1人当たり利用者数は68.1人となっています。

　1月の営業日数を25日とした場合、68.1人÷25日＝2.7人／日となり、利用者に対する看護・介護職員（常勤換算）割合は2.7：1（利用者2.7人に対して看護・介護職員（常勤換算）1人）となっています。

第7章　介護保険サービス別に見た介護事業の特徴と経営のポイント

<通所介護>

平成 26 年介護事業経営実態調査結果

(厚生労働省老健局老人保健課) より作表

平均単価	10,003	円	
延べ利用人数	372.8	人	
1人当たり利用回数 (1月)	10.6	回	次ページ下の表「要介護のみ」欄参照
平均利用者数	35	人	372.8 ÷ 10.6 = 35 人
1日平均利用人数	15	人	372.8 人 ÷ 25 日
1人当たり平均利用料 (1月)	106,032	円	10,003 × 10.6 (平均単価×平均利用回数)

常勤換算職員数	8.1	人	常勤率 64.5%
常勤職員数	5.2	人	8.1 × 64.5%
常勤換算非常勤職員数	2.9	人	8.1 − 5.2
看護・介護職員常勤換算数	5.5	人	常勤率 59.7%
看護・介護職員常勤数	3.3	人	5.5 人 × 59.7%
看護・介護職員非常勤数 (常勤換算)	2.2	人	5.5 − 3.3
常勤職員給与	352,851	円	看護師
	325,162	円	准看護師
	293,416	円	介護福祉士
	272,672	円	介護職員
非常勤職員給与 (常勤換算)	275,156	円	看護師
	267,206	円	准看護師
	215,063	円	介護福祉士
	205,186	円	介護職員
看護・介護職員 (常勤換算) 1人当たり利用者数	68.1	人	68.1 人 ÷ 25 日 = 2.7 2.7:1
利用者の平均要介護度	2.2		

収入	3,729,000	円	
介護収入	3,486,000	円	
その他収入	243,000	円	
支出	3,541,000	円	
給与費	2,189,000	円	人件費率58.7%
減価償却費	155,000	円	
その他	1,127,000	円	
特別損失	70,000	円	
差引	188,000	円	利益

(ロ)通常規模型	(1)3〜5時間	(2)5〜7時間	(3)7〜9時間
(一)要介護1	380	572	656
(二)要介護2	436	676	775
(三)要介護3	493	780	898
(四)要介護4	548	884	1,021
(五)要介護5	605	988	1,144

＜現物給付（10月サービス分）　償還給付（11月支出決定分）＞より抜粋作表

区分	要介護1	要介護2	要介護3	要介護4	要介護5	要介護のみ
受給者数（人）	465,279	400,882	231,536	138,212	76,427	1,312,336
利用回数（回）	4,475,136	4,182,053	2,735,391	1,623,747	876,576	13,892,903
1人当たり1月間での利用回数（回/人）	9.6	10.4	11.8	11.7	11.5	10.6
保険給付決定状況・総数（給付費・単位：百万円）	29,285	31,924	24,288	16,070	9,612	111,179
1回当たりの平均金額（円/回）	6,544	7,634	8,879	9,897	10,966	8,003

Q5 通所リハビリテーション事業とはどのようなものか？

A 利用者が通所リハビリテーション施設（老人保健施設、病院、診療所などに併設）に通い、食事や入浴などの日常生活上の支援や、生活機能向上のための機能訓練や口腔機能向上サービスなどを日帰りで提供します。

解説

1. 通所リハビリテーションの概要と留意点

利用者が可能な限り自宅で自立した日常生活を送ることができるよう、利用者が通所リハビリテーションの施設（老人保健施設、病院、診療所など）に通い、食事や入浴などの日常生活上の支援、生活機能向上のための機能訓練や口腔機能向上サービスなどを日帰りで提供します。通所リハビリテーションでは、特にリハビリが必要な利用者に対して、理学療法士や作業療法士を配置し機能訓練を専門的・集中的に行うことが目的とされています。

2. 人員基準

老人保健施設又は病院の場合と診療所の場合で若干人員基準に差があります。原則的には、専任の常勤医師が1人以上（併設の老健、病院、診療所の医師と兼務で差し支えない）で、専従する従業者（理学療法士（PT）、作業療法士（OT）若しくは言語聴覚士（ST）又は経験を有する看護師）が1人以上、専らリハビリテーションの提供にあたる理学療法士、作業療法士又は言語聴覚士を必要数確保することが必要となります。

3. 設備基準

通所リハビリテーションを行うにふさわしい専用の部屋等であって、3㎡×利用定員数以上の面積が必要となっています。

4. 介護報酬

　通常規模型の基本報酬額は、表のとおりとなっています。1月の延べ利用者数の違いにより(イ)通常規模型、(ロ)大規模型Ⅰ、Ⅱに分かれています。

　所要時間(1)1時間以上2時間未満から(5)6時間以上8時間未満の場合に分かれており、(一)要介護1から(五)要介護5の別に報酬が決められています。

　リハビリテーションマネジメント加算、認知症短期集中リハビリテーション実施加算、生活行為向上リハビリテーション実施加算、中重度者ケア体制加算など各種加算があります。また、同一建物減算や送迎を行わない場合の減算など各種減算があります。

5. 経営・収支のポイント

　表は1月の延べ利用人数301〜450人規模の事業所の平均数値となっています。利用者1人当たりの平均単価が9,996円で延べ374.0人の利用者から3,739千円の売上高となっています。人件費率は67.8%で、看護・介護職員常勤職員数は4.7人、看護・介護職員非常勤職員は常勤換算で1.1人、合計看護・介護職員数は常勤換算で5.8人となっています。PT・OT・ST常勤換算数は、1.0人で常勤率86.2%ですので、ほとんどの事業所で常勤のPT・OT・STを1人確保している状況です。

　看護・介護職員（常勤換算）1人当たり利用者数は64.0人となっています。1月の営業日数を24日とした場合、64.0人÷24日＝2.7人／日となり、利用者に対する看護・介護職員（常勤換算）割合は2.7：1（利用者2.7人に対して看護・介護職員（常勤換算）1人）となっています。

第7章　介護保険サービス別に見た介護事業の特徴と経営のポイント

<通所リハビリテーション>

平成26年介護事業経営実態調査結果

(厚生労働省老健局老人保健課) より作表

平均単価	9,996	円	
延べ利用人数	374	人	
1人当たり利用回数 (1月)	8.9	回	次ページ下の表「要介護のみ」欄参照
平均利用者数	42	人	374 ÷ 8.9 = 42人
1日平均利用人数	15.6	人	374人 ÷ 24日
1人当たり平均利用料 (1月)	88,964	円	9,996 × 8.9 (平均単価×平均利用回数)

常勤換算職員数	8.3	人	常勤率79.0%
常勤換算非常勤職員数	1.7	人	8.3 − (8.3 × 79.0%)
看護・介護職員常勤換算数	5.8	人	常勤率80.4%
看護・介護職員常勤数	4.7	人	5.8人 × 80.4%
看護・介護職員非常勤数 (常勤換算)	1.1	人	5.8 − 4.7
PT／OT／ST 常勤換算数	1.0	人	常勤率86.2%
常勤職員給与	400,856	円	看護師
	329,669	円	准看護師
	300,970	円	介護福祉士
	281,548	円	介護職員
	398,468	円	PT
非常勤職員給与 (常勤換算)	346,923	円	看護師
	281,807	円	准看護師
	214,439	円	介護福祉士
	238,237	円	介護職員
	343,750	円	PT
看護・介護職員 (常勤換算) 1人当たり利用者数	64	人	64.0人 ÷ 24日 = 2.7 2.7 : 1
PT／OT／ST (常勤換算) 1人当たり利用者数	372.1	人	372.1人 ÷ 24日 = 15.5 1日15.5人
利用者の平均要介護度	2.3		

収入		3,739,000	円	
	介護収入	3,519,000	円	
	その他収入	220,000	円	
支出		3,809,000	円	
	給与費	2,535,000	円	人件費率67.8%
	減価償却費	127,000	円	
	その他	1,118,000	円	
	特別損失	29,000	円	
差引		－70,000	円	損失

(イ)通常規模型	(1)1〜2時間	(2)2〜3時間	(3)3〜4時間	(4)4〜6時間	(5)6〜8時間
(一)要介護1	329	343	444	559	726
(二)要介護2	358	398	520	666	875
(三)要介護3	388	455	596	772	1,022
(四)要介護4	417	510	673	878	1,173
(五)要介護5	448	566	749	984	1,321

＜現物給付（10月サービス分）　償還給付（11月支出決定分）＞より抜粋作表

区分	要介護1	要介護2	要介護3	要介護4	要介護5	要介護のみ
受給者数（人）	130,870	137,948	79,700	48,554	23,044	420,116
利用回数（回）	1,123,857	1,225,833	736,479	435,429	196,718	3,718,316
1人当たり1月間での利用回数（回/人）	8.6	8.9	9.2	9	8.5	8.9
保険給付決定状況・総数（給付費・単位：百万円）	7,745	10,095	7,149	4,838	2,451	32,277
1回当たりの平均金額（円/回）	6,891	8,235	9,707	11,110	12,458	8,680

第7章　介護保険サービス別に見た介護事業の特徴と経営のポイント

Q6 短期入所生活介護事業（ショートステイ）とはどのようなものか？

A 常に介護が必要な方の短期間の入所を受け入れ、入浴や食事などの日常生活上の支援や、機能訓練などを提供します。家族の介護負担軽減も目的のひとつです。

解説

1. 短期入所生活介護の概要と留意点

介護老人福祉施設（特別養護老人ホーム）、病院・診療所などが、併設施設として行う併設型と、20室以上の単独で行う単独型があります。また、施設の設備基準の違いで、ユニット型と従来型に分かれます。

2. 人員基準

医師が1人以上、生活相談員が常勤換算で、利用者の数が100又はその端数を増すごとに1人以上、介護職員又は看護職員は、常勤換算で、利用者の数が3又はその端数を増すごとに1人以上などとなっています。ユニット型の場合、日中1ユニットに1人以上、夜間は2ユニットで1人以上の職員配置となっています。

3. 設備基準

単独型の場合はその利用定員を20人以上とし、居室を設けるものとされています。1居室の定員は4人以下で、利用者1人当たりの床面積は10.65㎡（約3.2坪）以上となっています。その他、食堂及び機能訓練室の合計した面積は、3㎡×利用定員の面積以上とすることとされています。共同浴室、共同便所、洗面設備などが必要です。また、廊下幅は、1.8m以上とすること。ただし、中廊下の幅は、2.7m以上とすることなどがあります。

197

要介護者が使用するのに適したものとすることとされています。居室内設備は特に基準はありません。

4. 介護報酬

短期入所生活介護の基本報酬について大きくは、単独型、単独ユニット型、併設型、併設ユニット型の4つに分類されています。単独型、併設型は、それぞれ従来型個室と多床室に分かれており、単独ユニット型、併設ユニット型はそれぞれ個室と準個室とに分かれています。

5. 経営・収支のポイント

表は1月の延べ利用者数301～400人規模の事業所の平均数値となっています。利用者1人当たりの平均単価が11,673円で延べ342.6人の利用者から3,998千円の売上高となっています。人件費率は62.7%で、看護・介護職員常勤職員数は5.6人、看護・介護職員非常勤職員は常勤換算で1.0人、合計看護・介護職員数は常勤換算で6.6人となっています。

看護・介護職員(常勤換算)1人当たり利用者数は51.7人となっています。1月の就業日数を22日とした場合、51.7人÷22日＝2.35人／日となり、利用者に対する看護・介護職員(常勤換算)割合は2.35：1(利用者2.35人に対して看護・介護職員(常勤換算)1人)となっています。

第7章 介護保険サービス別に見た介護事業の特徴と経営のポイント

＜短期入所生活介護＞

平成 26 年介護事業経営実態調査結果
（厚生労働省老健局老人保健課）より作表

平均単価	11,673	円	
平均定員	12.1	人	
延べ利用人数	342.6	人	
1人当たり利用回数（1月）	11.0	回	次ページ下の表「要介護のみ」欄参照
平均利用者数	31.1	人	342.6人÷11回＝31.1人
1日平均利用人数	11.3	人	342.6人÷（365÷12）
平均稼働率	93.4	％	11.3人÷12.1人
1人当たり平均利用料（1月）	128,403	円	11.0回×11,673円＝128,403円

常勤換算職員数	8.9	人	常勤率83.0％
常勤換算非常勤職員数	1.5	人	8.9 －（8.9 × 83.0％）
看護・介護職員常勤換算数	6.6	人	常勤率85.5％
看護・介護職員常勤数	5.6	人	6.6 × 85.5％
看護・介護職員非常勤数（常勤換算）	1.0	人	6.6 － 5.6
常勤看護師給与	432,037	円	
常勤准看護師給与	385,439	円	
常勤介護福祉士給与	389,241	円	
常勤介護職員給与	362,537	円	
非常勤看護師給与（常勤換算）	334,017	円	
非常勤准看護師給与（常勤換算）	348,844	円	
非常勤介護福祉士給与（常勤換算）	331,466	円	
非常勤介護職員給与（常勤換算）	292,019	円	
看護・介護職員（常勤換算）1人当たり利用者数	51.7	人	22日勤務とすると 51.7人÷22日＝1日2.35人
利用者の平均要介護度	2.9		

収入	3,998,000	円	
介護収入	3,262,000	円	
保険外の利用料	680,000	円	
補助金収入	56,000	円	
支出	3,829,000	円	
給与費	2,506,000	円	人件費率62.7%
減価償却費	301,000	円	
その他	947,000	円	
特別損失	75,000	円	
差引	169,000	円	利益

		(イ)従来型				(ロ)ユニット型			
		(1)単独型		(2)併設型		(1)単独型		(2)併設型	
		Ⅰ個室	Ⅱ多床室	Ⅰ個室	Ⅱ多床室	Ⅰ個室	Ⅱ準個室	Ⅰ個室	Ⅱ準個室
a	要介護1	620	687	579	646	718	718	677	677
b	要介護2	687	754	646	713	784	784	743	743
c	要介護3	755	822	714	781	855	855	814	814
d	要介護4	822	889	781	848	921	921	880	880
e	要介護5	887	954	846	913	987	987	946	946

＜現物給付（10月サービス分）　償還給付（11月支出決定分）＞より抜粋作表

区分	要介護1	要介護2	要介護3	要介護4	要介護5	要介護のみ
受給者数（人）	50,335	78,611	87,413	67,030	43,529	326,918
利用回数（回）	358,886	671,779	1,084,014	916,404	566,468	3,597,551
1人当たり1月間での利用回数（回/人）	7.1	8.5	12.4	13.7	13.0	11.0
保険給付決定状況・総数（給付費・単位：百万円）	2,515	5,089	9,051	8,243	5,496	30,394
1回当たりの平均金額（円/回）	7,009	7,575	8,349	8,995	9,702	8,448

Q7 有料老人ホームとはどのようなものか？

A 「老人を入居させ」、「入浴、排せつ若しくは食事の介護」、「食事の提供」、「洗濯、掃除等の家事」又は「健康管理」「介護等」の供与をする事業を行う施設とされています。

解説

1. 有料老人ホームの概要と留意点

　老人福祉法第29条において「有料老人ホーム（老人を入居させ、入浴、排せつ若しくは食事の介護、食事の提供又はその他の日常生活上必要な便宜であって厚生労働省令で定めるもの（以下「介護等」という。）の供与（他に委託して供与をする場合及び将来において供与をすることを約する場合を含む。）をする事業を行う施設であって、老人福祉施設、認知症対応型老人共同生活援助事業を行う住居その他厚生労働省令で定める施設でないものをいう。以下同じ。）を設置しようとする者は、あらかじめ、その施設を設置しようとする地の都道府県知事に、次の各号に掲げる事項を届け出なければならない。」とされています。

　有料老人ホームの定義を実質的に満たす施設は、すべて有料老人ホームに該当しますので、原則として該当する施設は都道府県に届出をしなければなりません。

2. 有料老人ホームの種類

　有料老人ホームのなかで、介護保険制度の「特定施設入所者生活介護」の指定を受けた施設を介護付き有料老人ホームといいます。「特定施設入所者生活介護」の指定を受けていない有料老人ホームは、大きく分けて、健康型有料老人ホーム、住宅型有料老人ホームがあります。

3. 人員基準

　住宅型有料老人ホームの人員配置に基準はありませんが、施設が提供するサービスに応じて職員を配置することになっています。原則として、住宅型有料老人ホームは常勤専従の管理者を配置するようになっています。

4. 施設基準

　有料老人ホームを新規に設置する場合は、都道府県や市町村が出している「有料老人ホーム設置に関する主な基準」等に従って運営、人員、設備等に関する基準を満たすことにより設置することになります。ここでの主な設備基準は、一般居室は13㎡（約4坪）以上でトイレ、洗面設備等は必要ありません。その他、食堂、共同浴室、共同便所、洗面設備、医務室、機能訓練室、事務室、廊下幅、スプリンクラーなどの設置基準があります。

第7章　介護保険サービス別に見た介護事業の特徴と経営のポイント

Q8 サービス付き高齢者向け住宅とはどのようなものか？

A 「高齢者住まい法」の改正により創設された、介護・医療と連携し高齢者の安心を支えるサービスを提供するバリアフリー構造の住宅です。

解説

1. サービス付き高齢者向け住宅の概要と留意点

　2011（平成23）年10月に国土交通省・厚生労働省が所管する「高齢者の居住の安定確保に関する法律」（高齢者住まい法）に基づく制度により創設されました。また、建築基準法上での取扱いでは高齢者向けの賃貸住宅又は老人福祉法第29条第1項に規定する有料老人ホームであって居住の用に供する専用部分を有するものに高齢者を入居させ、状況把握サービス、生活相談サービスその他高齢者が日常生活を営むために必要な福祉サービスを行うものとなっています。

　住生活基本計画〔全国計画〕（平成23年3月15日閣議決定）において、2020（平成32）年までに、高齢者人口に対する高齢者向け住宅の割合を3〜5％まで高める目標が掲げられました。

2. 設備基準

　1戸当たりの床面積は原則25㎡（約7.5坪）以上となっています。しかし居間、食堂、台所等、高齢者が共同して利用するために十分な面積を有する共用の設備がある場合は18㎡（約5.5坪）以上とすることができます。

　なお、サービス付き高齢者向け住宅の各居住部分の床面積を25㎡以下とする場合にあっては、食堂、台所等の共同利用部分の面積の合計が、各専用部分の床面積と25㎡の差の合計を上回ることが基本となります。

3. 人員基準

　原則として、ヘルパー2級以上の者が少なくとも1人が夜間を除き（おおむね9時から17時）、住宅の敷地又は隣接敷地内の建物に常駐しサービス（状況把握サービス及び生活相談）を提供することとなっています。常駐しない時間帯は、各居住部分に設置する通報装置によるサービス提供でよいことになっています。

4. 経営のポイント

　サービス付き高齢者向け住宅も住宅型有料老人ホームも高齢者向けの住宅という点では同類の施設といえます。設備基準・人員基準等に若干の違いがありますので、開設時は、どちらにするか比較検討が必要になります。それぞれの設備基準や建築基準などの違いから、同じ建築面積でも確保できる部屋数に差が出ることがあります。

　補助金や建築費、建築後の運営方法や収支などをよく検討して、どちらを採用するか比較検討する必要があります。入居対象者の所得水準や平均要介護度など入居者となる層を十分見極めて計画をする必要があります。

　すでに登録されているサービス付き高齢者向け住宅において、通所介護事業所・通所リハビリテーション事業所の併設割合は約54％、訪問介護事業所の併設割合は約52％となっており、約85％のサービス付き高齢者向け住宅は1つ以上の介護サービス事業所を併設しています。

　また、部屋数によるサービス付き高齢者向け住宅の規模は、20室から30室の規模が一番多く登録されています。この規模の建築面積は、1,000㎡（約300坪）弱になります。約300坪の建築面積ですと、住宅だけの場合は、30室程度、通所介護事業所を併設する場合は、20室程度となります。建築費は、木造、鉄骨造、鉄筋造の違いや地域などにより幅がありますが、坪単価50万円から70万円程度となっています。

第7章　介護保険サービス別に見た介護事業の特徴と経営のポイント

Q9 地域密着型サービスとはどのようなものか？

A　従来あった居宅サービス・施設サービスに加えて創設された、新しいサービスです。要介護者の住みなれた地域（身近な市町村）で提供されることが適当なサービスです。

解説

1. 地域密着型サービスの概要

今後、認知症患者や独居老人の増加が予測されるなかで、高齢者が身近な地域（日常生活圏域）での生活が送れるようにするためのサービス体系です。市町村で提供されるサービスなので、そのサービス提供者の指定権限は都道府県から市町村に移譲されており、またその市町村の住民のみが、そのサービスを利用することができます。したがって、市町村やさらに細かく分けた圏域単位で、必要整備量を定めることで、地域のニーズに応じたバランスの取れた整備を促進することができます。

2. サービスの種類

2006（平成18）年の制度創設時は、①介護給付として小規模多機能型居宅介護、認知症対応型共同生活介護（グループホーム）、認知症対応型通所介護（デイサービス）、夜間対応型訪問介護、地域密着型特定施設入居者生活介護、地域密着型介護老人福祉施設入居者生活介護（小規模特養）、②予防給付として、介護予防認知症対応型通所介護、介護予防小規模多機能型居宅介護、介護予防認知症対応型共同生活介護の9つの種類がありました。その後、2012（平成24）年に利用者のニーズに応じて定期巡回・随時対応型訪問介護看護と複合型サービスが追加され、現在は11種類となっています。

3. 事業所数

　厚生労働省の「介護サービス施設・事業所調査」によりますと、グループホームが最も多く、2013（平成25）年10月現在で12,048事業所となっています。次に小規模多機能型居宅介護の事業所数は4,230、認知症対応型通所介護の事業所数は4,193となっています。

　平成24年から1年間で事業所数の伸びが目立つのは、地域密着型特養で15.9％、次に地域密着型特定施設入居者生活介護で10.5％の伸びとなっています。新たに創設された定期巡回・随時対応型訪問介護看護の事業所数は281となっており、今後の普及が期待されているところです。

4. 事業所設置における留意点

　地域密着型サービスは、市町村が設置の指定権限を有し、指導・監査についても市町村が行うこととなっています。実際には各市町村の介護保険事業計画に基づく公募に応募することにより、事業所を設置することになります。

　事業の実施を希望する場合、その事業が公募されているかを調べたうえで、事業の指定申請の内容が人員基準、設備基準、運営基準に適合したものであるかについて、市町村の介護保険課と事前協議を行うことになります。指定を受けるには、申請者が法人であることが必要とされます。また、小規模多機能型居宅介護のように、施設を整備するにあたり土地及び建物が必要な場合、事業者が所有権を有するか、賃借する場合は、長期で確実な賃貸借契約が締結されていることが必要とされることがあるので注意が必要です。

5. 介護保険法2015年改正とその背景

　2015（平成27）年の介護保険法の改正で、利用定員が18人以下の小規模な通所介護事業所は、地域密着型サービスへ移行することになりました。移行する時期については、市町村の事務負担を考慮し、2016（平成28）年4月とされました。移行する際の事業所指定については、施行日の前日において、市町村の長から指定を受けたものとみなすことにしているため、新たな

指定申請は不要です。

　制度改正の背景には、小規模通所介護事業所の急激な増加による財政圧迫の問題があります。これを地域密着型サービスとすることにより、過度な事業所の増加を防ごうとするものであると言われています。いずれにしても、2016年4月以降は、小規模通所介護事業所は、市町村の介護保険事業計画において管理されることになり、それを超える事業所の開設は事実上困難になりました。

6. 2015年の介護報酬改定

　2015年の介護報酬改定で、地域密着型サービスに属するすべてのサービスの報酬単価が引き下げられました。ただし、定期巡回・随時対応型訪問介護看護のオペレーターの配置基準や、小規模多機能型居宅介護の登録定員数、グループホームと小規模多機能型居宅介護事業所が併設されている場合の夜間の職員配置等は緩和されました。また、新たに小規模多機能型居宅介護に訪問体制強化加算、看取り連携体制加算、看護職員配置加算等が新設されました。

Q10 グループホームとはどのようなものか？

A 認知症の高齢者が9人から18人程度の人数で共同生活を送りながら、身体介護、機能訓練、レクリエーションなどが受けられる施設です。

解説

1. グループホームの概要

　サービスの種類は2つあります。要支援者であって認知症である高齢者には、介護予防を目的として、入浴、排せつ、食事等の介護その他の日常生活上の支援及び機能訓練が行われます。基本方針は、利用者の心身機能の維持回復を図り、もって利用者の生活機能の維持又は向上を目指すものとされています。

　もう一つは、要介護者であって認知症である高齢者に、日常生活上の世話及び機能訓練を行うもので、基本方針は利用者がその有する能力に応じ自立した日常生活を営むことができることを目指すものとされています。グループホームの指定権限は市町村にありますので、事業所を設置する場合、市町村の介護保険の整備計画の範囲内で承認を受ける必要があります。

2. 事業所の主体と類型

　2010（平成22）年の一般社団法人日本認知症グループホーム協会の調査によりますと、本体施設がある場合の法人格別では「医療法人」が最も多く、次いで「社会福祉法人」「株式会社」「有限会社」「NPO法人」の順となっています。「株式会社」「有限会社」等営利法人では、1法人で1棟の施設を保有するところもあれば、1法人で200棟以上の施設を保有し、全国に展開しているところもあります。また、グループホームが単独で設置される場合と、母体施設に併設して設置される場合があります。併設型の母体施設としては、

「特別養護老人ホーム」「病院」「老人保健施設」等があります。
　さらに、2015（平成27）年の介護報酬改定で、広域型特養、老健等と同一建物に併設することも可能となりました。

3. 人員基準・設備基準と設置に要する費用

　人員基準は介護事業所の代表者としての経験があるか、研修を修了した者が必要です。管理者は常勤でユニット（9人）ごとに配置が必要です。介護従事者は、1人以上は常勤であり、利用者3人に対して1人以上の配置と、常時夜間の配置を求められます。
　設備基準としては、1又は2のユニット（定員5人以上9人以下）を有し、原則として住居は個室であり、7.43㎡（約4.5畳）以上であることが必要です。その他、各ユニットごとの居間、食堂、台所及び浴室と消火設備が必要とされます。
　独立行政法人福祉医療機構（WAM）の調査によりますと、グループホームの入居者1人当たりの延べ床面積は中央値で32.1㎡、1人当たりの建築単価は785万円、1人当たりの借入単価は578万円となっています。これを18人定員（2ユニット）で換算すると、延べ床面積578㎡（約175坪）、建築代価1億4,130万円、借入額1億404万円となります。1施設のユニット数は約5割が2ユニット、4割が1ユニット、残りが3ユニット以上となっています。

4. 収入

　グループホームの収入は、介護保険収入と家賃、食費、その他の費用から構成されます。介護保険収入は、その施設の平均要介護度により異なってきますが、平均要介護度が3で、1日818単位、2級地とすると、2ユニットで1か月当たり818単位×10.68×30日×18人＝471万7,569円で、1年当たり約5,661万円となります。そこに、家賃、食事その他利用料収入が加わりますので、仮に家賃5万円、その他利用料月7万円としますと、2ユニットで、介護保険収入以外の収入が2,592万円となり、合計収入は8,253万

円となります。なお、各種統計をみますと、定員に対する入居率は98％程度で、ほぼ満室となっています。

5. 消防法令の一部改正

　2006（平成18）年に、長崎県のグループホームで深夜に火災が発生し、7名の入居者が亡くなる事故がありました。これを契機として2007（平成19）年に消防法施行令の改正が行われました。この改正により火災発生時に自力で避難することが困難な人が入所する福祉施設は、小規模なものであっても、消防責任者を選定し、原則として延べ面積275㎡（約83坪）以上の施設はスプリンクラーの設置が義務付けられました。ただし、延べ面積1,000㎡（約300坪）未満の施設については、比較的設置コストが低い「特定施設水道連結型スプリンクラー」設置でもよいとされました。

　さらに、2015年の消防法の改正で、275㎡未満の施設においても、火災発生時の延焼を抑制する機能を備える構造でない限り、スプリンクラーの設置が義務付けられました。

6. 2015年の介護報酬改定

　2015年の介護報酬改定では、看取り介護の質を向上させるため、死亡日以前4日以上30日以内の看取り介護加算の単価が引き上げられました。また、現行では「1又は2」が上限とされているユニット数について、3ユニットまで認められることが明確化されました。

第7章　介護保険サービス別に見た介護事業の特徴と経営のポイント

Q11 小規模多機能型居宅介護とはどのようなものか？

A 小規模多機能型居宅介護とは、2006（平成18）年4月に地域密着型サービスとして創設されたサービスで、「通い」を中心として、訪問介護、ショートステイの3つのサービスを組み合わせて一つの事業所で行うものです。

解説

1. 小規模多機能型居宅介護の概要

　このサービスは地域密着型サービスなので、利用者は事業所のある市町村に居住する者に限定されます。なお、要支援者に対しては、介護予防小規模多機能型居宅介護サービスが提供されます。2012（平成24）年4月の介護保険法改正により、このサービスに医療サービス機能を追加するために訪問看護を提供できる複合型サービス事業所が創設されました。

　小規模多機能型居宅介護は利用定員が定められていて、1つの事業所につき29人以下の登録制となっています。1日に利用できる通所サービスの定員は15人以下、泊まりは9人以下となっています。事業所の指定権限は市町村にあり、市町村の介護保険事業計画に基づく公募に応募し、人員基準・施設基準等の充足について審査後に指定を受けることになります。国としても普及させたい事業ですので、自治体によってはグループホームを開設する場合、小規模多機能型居宅介護施設を併設することを条件としているところもあります。

　法人でなければ指定を受けることはできず、土地建物はグループホームと同様、所有しているか、若しくは賃借の場合は長期・安定的な賃貸借契約が締結されていることが前提となります。

2. 人員基準・設備基準と設置に要する費用

　人員基準としては介護業務従事の経験があるか、所定の研修を修了した代表者が必要であり、小規模多機能型居宅介護事業の経験があるか研修を修了した常勤の管理者が必要です。訪問介護職員は常勤換算で1人以上、通所介護職員は常勤換算で利用者3人に1人以上（看護師又は准看護師1名を含む）の配置が必要となります。夜間は常時、交替勤務者2人以上を配置することになっています。福祉サービスの計画作成担当者にはケアマネジャーを配置しなければなりません。

　設備基準としては、事務室、通所介護者定員1人当たり3㎡以上の居間・食堂、台所、浴室、ショートステイ定員1人当たり7.43㎡（約4.5畳）以上の宿泊室が必要となります。

　小規模多機能型居宅介護施設の床面積は、定員25名、通い15名、泊まり5名で300㎡（約90坪）前後となりますので、それに建築単価を乗じて、建築費を試算します。古民家や既存の寄宿舎等を活用し、リノベーションを行うことで、施設整備にかかる費用を縮減している事業所もあります。

　また、市町村によっては、新築整備、既存建物の増築・改修による整備、いずれの形態でも施設整備に必要な費用を助成しています。厚生労働省の「介護基盤緊急整備等臨時特例基金」を活用して整備を行った事例もあります。スプリンクラーについてはグループホームと同じように設置義務が課せられています。

3. 収入

　2015（平成27）年度介護報酬改定後における小規模多機能型居宅介護の報酬は、次のとおりです（同一建物居住者以外の登録者に対して行う場合）。

① 要介護1　　10,320単位／月
② 要介護2　　15,167単位／月
③ 要介護3　　22,062単位／月
④ 要介護4　　24,350単位／月

⑤　要介護5　　　　26,849単位／月

初期加算や認知症加算、看護職員配置加算等各種加算はありますが、計算を単純にするため加算を除くと、基本報酬は定員25名で2級地の場合、以下のとおりとなります。
- 平均要介護度1で月当たり介護収入＝25人×単位数（10,320）×10.88
  ＝280万7,040円
- 平均要介護度3で月当たり介護収入＝25人×単位数（22,062）×10.88
  ＝600万864円

小規模多機能型居宅介護の場合、介護報酬の単位数は要介護3以上と要介護1・2で、かなりの開きがあるため、軽度の利用者を中心に運営すると、採算が取りにくくなっています。

4. 小規模多機能型居宅介護の問題点

国は、このサービスを地域包括ケアの中核的サービスの拠点として整備に力を入れ、人員基準や設備基準の緩和なども検討していますが、それほど普及していません。これまで整備が伸び悩んでいたことには、以下のような理由があるといわれています。

会計検査院は、2013（平成25）年、厚生労働大臣宛に、整備交付金が、地域密着型施設に活用されていない理由として以下の指摘をしました。
① 小規模多機能事業所は、通所を中心に需要を想定していたが、宿泊を望む利用者が多く、事業所運営が難しい。
② 住民が小規模多機能型居宅介護のサービス内容を十分に理解していない。

このサービスは、利用者がケアプランを組み変えずに自由に「通い」「泊り」「訪問」の3つのサービスを選べ、「通い」と「泊り」が同じ場所で認知症の方の特性にも合います。また、料金も月当たりの定額で各サービスの窓口も一つというメリットがあります。

しかし逆に、このサービスを選んでしまうと訪問介護や訪問入浴といった他のサービスが使えなくなってしまいます。ケアマネジャーが、小規模多機

能型居宅介護を利用者に紹介すると、自分は仕事がなくなってしまい、利用者からみても今まで馴染んできたケアマネジャーの支援が受けられなくなることも、制度が普及しない原因であるといわれています。

　2015年の介護報酬改定では小規模多機能型事業所と同一建物（サービス付き高齢者向け住宅等）に居住する利用者に対してサービスを提供する場合に、同一建物以外に居住する利用者に対してサービスを提供する場合に比べて、かなり低い基本報酬が新設されました。また、訪問サービスの機能を強化するため、訪問を担当する従業者を一定程度配置し、1か月当たり延べ訪問回数が一定数以上の事業所を評価して、新たに訪問体制強化加算を設けました。

　小規模多機能型居宅介護を広域型の特養や老健と併設することは、同じ法人が別棟ですることは可能でしたが、同一建物での併設は禁止されていました。しかし、特別養護老人ホームを地域福祉の拠点として積極的に地域貢献させる必要性の観点から、同一建物での併設も市町村の判断でできるようになりました。

第7章　介護保険サービス別に見た介護事業の特徴と経営のポイント

Q12 地域密着型特別養護老人ホームとはどのようなものか？

A 地域密着型特別養護老人ホームは、2006（平成18）年の介護保険法改正に伴い新設された地域密着型サービスの一つです。

解説

1. 地域密着型特別養護老人ホームの概要

　地域密着型特別養護老人ホームを設置するためには、まず老人福祉法に基づき都道府県又は中核市の設置認可を受けます。次に介護保険法による事業者の指定を市町村から受けることになります。この施設は広域型の大規模な老人ホームではなく、入所定員が29名以下の小規模な施設で、原則として施設がある市町村に居住する人だけに利用が限定されています。

　提供されるサービスの内容は、特別養護老人ホームと同じで、地域密着型サービス計画に基づいて、入浴、排せつ、食事等の介護その他の日常生活上の世話、機能訓練、健康管理及び療養上の世話が行われます。なお、要支援1・2の人は利用することができません。2014（平成26）年3月現在、広域型の特別養護老人ホームの事業所数6,993に対して、地域密着型特別養護老人ホームの事業所数は1,246となっています。

2. 人員基準・施設基準と設置に要する費用

　人員基準としては、経験のある施設長、社会福祉士等の要件を満たす生活相談員、機能訓練指導員、医師、ケアマネジャー、入所者3人につき1人の介護職員（1人は常勤）、看護職員1人以上（1人は常勤）の配置が必要です。昼間については、ユニットごとに常時1人以上の介護職員又は看護職員の配置が必要であり、夜間はユニットごとに1人以上の介護職員又は看護職員を配置することになります。

設備基準としては、居室の定員は1名又は2名で、いずれかのユニットに属するものとし、1つのユニットの入居定員は10名以下とされています。居室の面積は10.65㎡（約3.2坪）、2人居室は21.3㎡（約6.5坪）以上とされています。共同生活室は、いずれかのユニットに属するものとし、1つの共同生活室の床面積は、2㎡にユニットの入居定員を乗じた面積以上とされています。

　次に設置に要する費用ですが、2013（平成25）年の日本医療福祉建築協会の報告書によりますと、ユニット型の建設単価は次のとおりです。

	㎡単価	1床当たり延べ床面積	1床当たり建設単価
平均値	224,026円	56.11㎡	12,460,278円

（出所）一般社団法人日本医療福祉建築協会2013年報告書

　また、建設費の資金調達の傾向として、「従来型」に比して「ユニット型」では交付金（旧補助金）の割合が少なく、資金調達の内訳を見ると、借入金の比率が大きな割合を占めています（同報告書より）。

<建設費の資金調達割合（ユニット型）>

	借入金（円／床）	自己資金（円／床）	補助・交付金（円／床）	計（円／床）
平均値	6,789,414円	1,250,220円	4,420,644円	12,460,278円

（出所）一般社団法人日本医療福祉建築協会2013年報告書

3. 収入

　地域密着型介護福祉施設サービス費の報酬単価は、サービス費（Ⅰ）の要介護3は719単位となっていますので、定員29名で2級地の場合、収入は以下のとおりとなります。

　　月当たり介護報酬＝29人×単位数（719）×30日×10.90＝6,818,277円

　厚生労働省の介護事業経営実態調査（平成26年度）によりますと、地域密着型特別養護老人ホームの1か月当たり収入は、介護報酬が907万7,000円、保険外の利用料収入等の他の収入を加えると収入合計1,133万9,000円

に対し、介護事業費用1,026万円を控除し、介護外収益費用を加減算すると89万円／月の赤字となっています。

4. 地域密着型特別養護老人ホームの問題点

　80名・100名定員であっても、施設長、相談員、栄養士の配置は1名ですので、大規模施設にはスケールメリットが生じます。規模の小さいところはどうしても採算がとりにくくなり、特に単独型での経営は将来の建替え費用を考えると、収支は厳しいといわざるを得ません。したがって、その立地も地域密着型とはいいながらも、母体施設との連携の必要上、市街化調整区域に設置することも多く、この施設の運営の厳しさを物語っています。

5. サテライト型施設

　上記4の問題点があるため、サテライト型施設については、本体施設が人員に関する基準を満たしていることを前提に、入所者の処遇が適切に行われていると認められるときは、職員の配置が緩和されています。

　たとえば本体施設が医療機関の場合、サテライト型施設においては、医師・栄養士・ケアマネジャーを置かないことができるとされています。本体施設が老人保健施設の場合、さらに生活相談員・機能訓練指導員を置かないことができるとされています。2015（平成27）年の介護報酬改定において、サテライト型の本体施設として地域密着型老人福祉施設が追加されました。

Q13 介護老人福祉施設とはどのようなものか？

A 介護老人福祉施設（通称「特養」）は、老人福祉法に基づく都道府県又は中核市の設置認可と、介護保険法に基づく事業者の指定を受けることにより設置されます。

解 説

1. 介護老人福祉施設の概要

　特養の施設数は2014（平成26）年3月現在で6,993、地域密着型サービスとして設置される定員29名以下の小規模な地域密着型特養は1,246となっています。サービスの内容は、要介護1から5〔2015（平成27）年度以降は要介護3以上〕の認定を受けた65歳以上の高齢者に、施設サービス計画に基づいて、入浴、排せつ、食事等の介護、日常生活の世話、機能訓練、健康管理、療養上の世話を行うものです。

　事業主体は自治体又は社会福祉法人に限られ、医療法人や営利法人が開設することはできません。居室は、多床室、従来型個室、ユニット型個室等の種別がありますが、最近はユニット型の整備が進められており、2013（平成25）年度の整備定員数25,111に対するユニット型の定員数は23,358で、93％を占めています。また、2012（平成24）年末において、全特養の定員数に占めるユニット個室の割合は、32.3％となっています。サービス受給者のうち、要介護4・5の者は67.8％、平均在所期間は約4年で、他の介護保険施設よりかなり長くなっています。

　特養のうち、8割近くが短期入所者生活介護施設（ショートステイ）を併設しており、その他訪問介護、通所介護、居宅介護支援等のサービスを併設しています。

第7章　介護保険サービス別に見た介護事業の特徴と経営のポイント

2. 人員基準・設備基準

　人員基準としては、必要数の医師、入所者3人につき1人の介護職員又は看護職員、栄養士及び機能訓練指導員1人以上、ケアマネジャー1人以上の配置が必要です。

　設備基準としては、居室の定員は原則1名で、入所者1人当たりの床面積は10.65㎡（約6畳）以上とされています。その他医療法の診療所の要件を満たす医務室、入所定員1人につき3㎡以上の食堂及び機能訓練室と、1.8m以上の廊下幅、その他浴室が必要とされています。ユニット型では、共同生活室を設置し、居室は共同生活室に近接して一体的に設置し、1つのユニットの定員は、おおむね10名以下とされています。

3. 収入

　特養の報酬単価はユニット型個室で要介護5は894単位となっていますので、定員80名で2級地の場合、収入は以下のとおりとなります。

　　　月当たり介護報酬 = 80人 × 単位数（894）× 30日 × 10.72
　　　　　　　　　　　 = 2,300万832円

　厚生労働省の介護事業経営実態調査（平成26年）によりますと、特養（平均定員71.8人）の介護保険収入は、月当たり2,187万円、それに保険外収入等を加えた総収入は2,738万円、そこから介護費用2,477万円を控除し、介護事業外収益費用を加減算すると、月当たり利益は230万円となっています。

4. 2015年の介護報酬改定

　特養は2015年の介護報酬の改定で、基本報酬が平均5.5%引き下げられ、また多床室は段階的にさらに引き下げられることになりました。一方、特養のうち約7割で、入所者や家族の求めに応じて看取りを行っていることや、年々特養における看取り件数が増えていることに鑑み、看取り介護加算が引き上げられました。

また、2015年度より特養の入所者が原則要介護3以上になったことを踏まえ、重症者の積極的な受入れを行うことを評価する観点から、日常生活継続加算が、ユニット型施設について引き上げられました。

5. 特養の内部留保と社会福祉法人改革

　厚生労働省社会保障審議会介護給付費分科会において、特養の内部留保が1施設当たり3億1,373万円と多額になっており、社会福祉法の利用者負担軽減事業を実施していなかったり、財務諸表を公表していない法人が多くあることが報告されました。そのような特養を含む社会福祉法人への批判の高まりを受けて、経済財政運営と改革の基本方針2014（骨太の方針）において、①財務諸表の開示、②内部留保の明確化、③社会貢献活動の義務化など、社会福祉法人に改革の方向が示されました。

　このような政府の方針にあわせて、厚生労働省も「社会福祉法人の在り方等に関する検討会」を立ち上げ、2014年7月に改革の大筋を示しました。その後、社会保障審議会福祉部会に議論の場が移り、2015年2月12日に報告書が提出されました（これを踏まえて、第189回国会に「社会福祉法等の一部を改正する法律案」が提出されています）。

　報告書のなかで、ガバナンスの強化としては、理事の義務と責任を明確化し、理事を牽制する機関として評議員会の設置を必須としました。また、一定規模以上の法人については、会計監査人の設置を義務付けるものとしました。さらに、財務諸表のほか、役員の区分ごとの報酬の総額、親族や特別の利害関係を有する者との取引内容の公表を義務付けることにしました。社会福祉法人の本来の在り方を徹底する視点から、生活困難者に対する無料・低額な料金による福祉サービスの提供などの社会貢献活動の実施を義務付けるものとしました。このように、特養を含む社会福祉法人の経営に関して、大きな改革が行われることになりました。本改正案は平成28年3月31日に成立し、改正法は一部を除き平成29年4月1日から施行されます。改正の具体的な内容は政省令の改正を経て明らかになっていきます。

第7章 介護保険サービス別に見た介護事業の特徴と経営のポイント

Q14 介護老人保健施設とはどのようなものか？

A 介護老人保健施設（通称「老健」）とは、介護保険制度の3つの施設サービスの一つで、1986（昭和61）年の老人保健法改正により創設されました。その後、2000（平成12）年の介護保険制度施行により、介護保険法に基づく施設として、改組されました。

解説

1. 介護老人保健施設の概要

老健は介護保険法では、要介護者に対し、施設サービス計画に基づいて、介護及び機能訓練その他必要な医療並びに日常生活上の世話を行うことを目的とする施設と定義されています。老健には、本来型の老健と、介護療養病床の転換後の受け皿として新設された療養型老人保健施設があります。

老健は医療法上の医療提供施設に位置付けられ、設置するためには、都道府県の開設許可を得たうえで、次に介護保険による事業者の指定を受けることになります。事業主体は、医療法人又は社会福祉法人に限られ、営利法人が老健を開設することはできません。事業所数は全国で約4,000、定員数は約40万人です。

2. 人員基準・設備基準

人員基準としては、医師（常勤1人以上、100人対1人以上）、実情に応じた適当数の薬剤師、入所者3人に1人以上の看護・介護職員（うち看護職は2／7程度）、支援相談員（常勤1人以上、100人対1人以上）、PT・OT・ST（100人対1人以上）、栄養士（入所者100人以上の場合は1人以上）、ケアマネジャー（1人以上）となっています。特養やグループホームと異なり、医療スタッフが手厚く配置されています。

221

設備基準としては、療養室1室当たり定員4名以下、入所者1人当たり8㎡（約5畳）以上、機能訓練室は1㎡×入所定員数以上、食堂は2㎡×入所定員数以上、廊下幅は1.8m以上（中廊下は2.7m以上）、その他浴室となっています。ユニット型の場合は、療養室は10.65㎡（約6畳）以上で共同生活室の設置が必要となります。

3. 収入

ユニット型介護老人保健施設サービス費（Ⅰ）の介護報酬単価は従来型多床室で要介護4の場合、928単位となっています。定員100名で2級地の場合、収入は以下のとおりとなります。

　　　月当たり介護報酬＝100人×単位数（928）×30日×10.68
　　　　　　　　　　＝2,973万3,120円

厚生労働省の介護事業経営実態調査（平成26年）によりますと、老健の1か月当たり収入は介護報酬が2,938万円、保険外の利用料収入等のその他収入を加えると収入合計3,454万円に対し介護事業費用3,221万円を控除し、介護外収益費用を加減算すると194万円の黒字になっています。

4. 老健の問題点

老健は、病院から在宅へ復帰するための「中間施設」として創設されましたが、各機関の調査によりますと、平均在所日数は300日を超えて、要介護4・5の入所者の比率も高くなっています。このような実態に鑑み、2012（平成24）年度の介護報酬改定では、入所者の在宅復帰に力を入れる老健（在宅強化型老健）を評価する基本報酬が新設されました。

在宅強化型老健に移行するためには、直近6か月の在宅復帰率50％以上、ベッド回転率10％以上、直近3か月の要介護4・5の入所者割合35％以上などが要件とされました。この要件を満たすためには、在宅復帰のためのポイントである、たとえば「自宅における自力でのトイレ使用」の訓練などリハビリ強化が必要となります。また、自施設で居宅介護支援や訪問看護、デイケア、ショートステイ等の機能をもつか、若しくは連携による対応が必要

となります。サービス付き高齢者向け住宅等を併設する施設もあります。

　2013（平成25）年の在宅強化型老健の老健全体における構成率は、第105回社会保障審議会介護給付費分科会の資料によりますと9.1%で、移行があまり進んでいません。在宅強化型に取り組むとベッド稼働率が落ち総収入が減少します。さらにリハビリスタッフ等を多く配置すると給与費率が上がり、採算が悪化するから移行を見送る施設があるといわれています。

　また、老健では、通常の投薬・注射・検査・処置の報酬は介護報酬に包括されています。重度の入所者の割合が増えているにもかかわらず、必要な医療提供に制限が生じているという問題が指摘されています。そのため、2015（平成27）年の介護報酬改定では、さらに老健の在宅復帰機能を高めるため、リハビリ専門職の配置を評価しました。また、老健が訪問介護サービスの事業所を併設する場合は、老健の看護・介護職員に係る専従常勤要件が緩和されました。

Q15 介護療養型医療施設とはどのようなものか？

A 介護療養型医療施設は、第2次医療法改正で、一般の病院に比べて病床面積や廊下幅を広げ、食事・談話室を設けるなど療養環境を整備する目的で創設された、病床区分です。

解説

1. 介護療養型医療施設の概要

2000（平成12）年の介護保険法の施行に伴い、介護保険法に基づく特養・老健・介護療養病床の3施設の一つとして、改組されました。医療法上の医療提供施設であり、3つの施設のなかで最も医療対応力が高くなっています。介護保険法では、療養病床を有する病院又は診療所であって入院する要介護者に対し、施設サービス計画に基づいて、療養上の管理・看護・医学的管理の下における介護その他の世話及び機能訓練その他必要な医療を行うことを目的とする施設と定義されています。

2014（平成26）年4月現在、全国に病院1,183、診療所341、計1,524の施設があり、また病床数は7万1,328床となっています。要介護4・5の入所者の割合は、約88％で年々増加傾向にあります。また、介護療養型医療施設では喀痰吸引、経管栄養、膀胱留置カテーテル等の医療処置も、老健より高い頻度で実施されています。

2. 人員基準・設備基準

人員基準としては、医師は医療法に規定する必要数以上（48対1）、薬剤師は医療法に規定する必要数以上（150対1以上）、看護職員6対1以上、介護職員6対1以上、PT・OTは実情に応じた適当数、栄養士は医療法に規定する必要数以上（100床以上の場合）、ケアマネジャー1人以上（100対

1）とされています。

設備基準としては1室当たり定員4名以下、入院患者1人当たり6.4㎡（約4畳）以上、機能訓練室40㎡（約12坪）以上、食堂1㎡×入院者数以上、廊下幅1.8m以上（中廊下は2.7m以上）、浴室の整備が必要です。さらにユニット型の場合は、共同生活室を設置して、病室を共同生活室に近接して一体的に設置することが必要です。

3. 収入

介護療養型医療施設の介護報酬は、利用者の要介護度と職員配置に応じた基本サービス費として設定されています。たとえば、介護職員4：1の配置の割合で、要介護5は1,251単位となります。定員100名で2級地の場合、収入は以下のとおりとなります。

　　月当たり介護報酬＝ 100人×単位数（1,251）× 30日× 11.12
　　　　　　　　　　＝ 4,173万3,360円

厚生労働省の介護事業経営実態調査（平成26年）によりますと、介護療養型医療施設の1か月当たり収入は、平均定員66.8名で介護報酬が2,550万円、査定減等を加減算すると総収入2,916万円となり、そこから介護事業費用2,662万円を控除し、介護外収益費用を加減算すると239万円の黒字になっています。

4. 介護療養型医療施設の廃止と、廃止の延長の議論

介護療養型医療施設は、2006（平成18）年の健康保険法等の一部を改正する法律により2012（平成24）年3月31日をもって廃止が決まり、老健等への転換が促されました。しかし、その後転換が進んでいないことが判明し、2011（平成23）年の介護保険法の一部改正で転換の期限を6年延長し、2018（平成30）年3月31日までとすることになりました（ただし新設は認めない）。

そして、介護保険法改正時に「介護療養型の廃止期限の延長について、数年後に実態調査を行い見直しを行う」旨の附帯決議が行われました。介護療

養型医療施設で、医療的処置や、看取りが頻繁に行われている実態に鑑み、介護サービスを提供しながらも、医療ニーズにも対応できる施設の必要性が認められたからです。そして、2015（平成27）年の介護報酬改定では、介護療養型医療施設に新類型が設けられることになりました。

　新設された報酬は、療養機能強化型AとBの2つです。重篤な身体疾患を有する者や合併症を有する認知症高齢者の割合、喀痰吸引・経管栄養・インスリン注射が実施された者の割合、ターミナルケアに係る計画が作成された者の割合などにより、医療機能の高い病床はその他の病床よりも高い単位数が設定されました。

　2015年の介護報酬改定により、介護療養型医療施設の方向性の選択肢は以下のとおりとなりました。

　①　医療療養病床へ移行
　②　介護療養型老人保健施設へ転換
　③　新設された療養機能強化型A又はBの選択
　④　特養・有料老人ホーム等へ移行

第8章

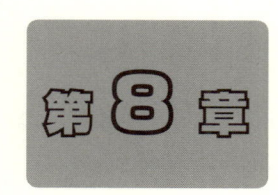

病院・診療所の事業承継

Chapter 8

Q1 病医院の事業承継対策のポイントは？

A 病医院の経営者にとって事業承継の問題は極めて重要です。経営者の考えが明確に伝わるよう事業承継計画を作成し、円滑な承継対策を進めることが大切です。

解説

事業承継には、相続による承継と生前中の承継があります。生前中の承継は経営者が決めることになるので、経営者が業務多忙であればその対応が先延ばしになりがちです。

1. 事業承継の形態

(1) 病医院の承継は主に次のように分類できます。
① 財産権のあるもの
○個人の病医院の承継
○出資持分のある医療法人の承継
② 財産権のないもの
○出資持分のない医療法人の承継

(2) **相続による事業承継**

遺言や遺産分割協議によって事業承継の内容が決定されます。経営者の意思がキチンと伝わるかは不確実です。

(3) **生前中の事業承継**

経営者が生前に自らの意思で後継者を選定して事業承継をします。後継者の選定には、事業用資産の承継や出資持分の承継などを伴うため、親族間への配慮が必要となります。

2. 事業承継計画

　事業承継計画は経営者の考えが明確なうちに準備しておく必要があります。
　親族への承継ができるならば、その後継候補者に病医院内の実状をよく理解してもらうことや、他の相続人から理解と協力をしてもらうことが必要です。

3. 病医院の現状把握

　事業の承継計画を進めるためには、病医院の現状を正確に把握することが必要です。現状把握が正確であれば、トラブルが発生する前に対処することができ、事業承継を円滑に進めることができます。

4. 後継者の選定

　事業承継は後継者を誰にするかによって、税法の取扱いが異なることがあり、税負担額も違います。これらの違いを理解しながら後継者を誰にするのかを検討することが必要です。

5. 親族間承継

　親族への承継は、子息や子女等が後継者になるケースが多いので、患者をはじめ関係者からは心情的に受け入れやすいですし、経営者の財産相続対策も含めた承継ができるメリットがあります。反面、親族への承継は、経営者としての資質に不安があっても心情的にその者を後継者として選定することがあります。

6. 勤務医師等への承継

　勤務医師や外部からの雇用医師などへの承継は、人材を幅広く検討できるメリットがあります。反面、後継候補者は、出資持分を買い取る資力がないことや経営者の個人保証の肩代わりができないデメリットがあります。

7. M&Aによる場合

　後継者がいない場合であっても、より広範囲のなかから承継先を選択することができます。反面、売り手側の希望を満たしてくれる相手を探すのが難しい場合もあります。

Q2 親族間の事業承継のポイントは？

A 親族間の承継は個人の病医院では開設者の交代、医療法人では理事長の交代により行われます。

解説

親族間の承継は、子息や子女を後継者として選定するのが一般的です。承継者以外の相続人にも配慮しながら承継を進めることが必要です。

1. 個人の病医院

事業の承継は前院長による廃止と後継者による開設の手続をすることで、後継者は院長となります。後継者は院長を承継する前に副院長として勤務し、患者や病医院関係者との関係を密にしておくことでより円滑な承継を進めることができます。

承継後の病医院の利益のすべては承継した新院長の所得となり、財産承継計画の重要な資金になります。後継者は前院長の資産、負債、職員の雇用等を引き継ぐことになります。

引き継ぐ資産によっては、売買、贈与、賃貸などの引継ぎ方があり、事業承継の前に十分な検討が必要となります。

2. 土地、建物の引継ぎ

土地、建物の評価額は相続税評価額等を参考にして計算します。

(1) 売買の時

前院長は土地、建物の売却益に対して譲渡所得税が課税されます。

(2) 贈与の時

土地、建物を受贈する後継者に対して贈与税が課税されます。

(3) **相続時精算課税**

　贈与年の1月1日において60歳以上の親又は祖父母から20歳以上の子又は孫に対する贈与については、暦年課税との選択により相続時精算課税制度を適用することができます。この制度を選択した場合、累計2,500万円までの贈与については贈与税が課されず、2,500万円を超える部分の贈与については一律20％の税率により贈与税が課されます。贈与時に贈与財産に対する贈与税を納め、その贈与者が亡くなった時にその贈与財産の贈与時の価額と相続財産の価額とを合計した金額を基に計算した相続税額から、すでに納めたその贈与税相当額を控除することにより贈与税・相続税を通じた納税を行うという仕組みです。

　この制度を利用することで、財産承継の時期を早めることができます。ただし、この制度を選択して贈与した土地、建物等は、前院長の相続税を計算する時に、贈与を受けた時の金額で相続財産に加算することになります。

　相続時の土地、建物の評価額が、贈与時より下落している場合は相続税額が多くなりますので、この制度を選択する場合には十分検討する必要があります。

(4) **賃貸の場合**

　前院長と後継者が同一生計か否かで賃貸料の取扱いが異なります。

① 同一生計の場合

　同一生計の親族間での支払賃借料は必要経費に算入されません。したがって、賃貸料を受け取る前院長も収入金額とはなりません。ただし、医院の土地・建物の固定資産税や減価償却費などは、事業を承継した新院長の事業所得の必要経費に算入することができます。

② 生計別の場合

　生計別の親族間では新院長が支払う賃借料は必要経費に算入されます。そして、その賃貸料は受け取る前院長の不動産所得の収入となり、土地・建物の固定資産税や減価償却費などは不動産所得の必要経費になります。

3. 職員の引継ぎ

　新院長は事業を承継した時に職員の雇用も引き継ぐことが多くあります。職員の退職金要支給額引当額が退職金共済等で確保できているか確認することが必要です。

4. 医療法人の場合

　医療法人の承継には、経営の承継と出資持分の承継があります。経営の承継は社員及び理事の交代で完了します。

　承継者は、引継ぎ前に社員及び理事に就任し、患者や病医院の関係者との関係を密にすることで承継後の病医院の経営が円滑に進むようにすることが必要です。

　出資持分のある医療法人は、経営の引継ぎと出資持分の引継ぎは別にして検討する必要があります。

5. 出資持分の承継

　医療法人の出資持分は、長年にわたって病医院を経営してきたことによってその評価額が非常に高くなっていることがあります。出資持分の承継は、事業の承継対策と相続対策の両方から検討することが必要です。

　出資持分の承継を売買か、贈与か、相続でするかの検討をする必要があります。

Q3 勤務医師への事業承継のポイントは？

A 勤務医師への承継は、経営のみを承継することがあります。親族外の承継は、病医院関係者の理解を得るのに十分な配慮が必要です。

解説

親族内に承継者がいない場合や、承継者がいても親の病医院を継がない場合には、後継者を選択するのに現在病医院に勤務している医師か、あるいは、外部から医師を雇用して後継者とすることがあります。

親族外の第三者による事業承継の場合には、引継ぎの資金負担の問題から病医院の経営だけを承継し、土地や出資持分などは引き継がないこともあります。

1. 個人の病医院の場合

承継する資産、負債を検討します。

<承継のイメージ図>

貸借対照表	
現金預金	買掛金
医療未収金	未払金
棚卸資産	預り金
建物	借入金
医療機器	その他
車両運搬具	元入金
土地	
その他	

→

承継する資産、負債	
棚卸資産	未払金
医療機器	預り金
車両運搬具	承継代金
(営業権)	

承継の方法としては次の2通りがあります。引き継ぐ医師の資金負担を考慮しながら検討する必要があります。

① 売買で引き継ぐもの

② 賃貸で引き継ぐもの

2. 引き継ぐ職員の退職金の取扱い

　個人の病医院の引継ぎは、前院長の廃院と新院長の開院となりますが、所属する職員の雇用も新院長に引き継がれることもあります。前院長が交代時に職員全員に退職金を支給すれば、新院長は開業日以降の勤務について退職金を支給することになります。

　退職金共済制度等に加入している場合、職員の退職金要支給額が確保されているかを確認する必要があります。退職金の支給がなかった場合や、退職共済金等が職員の退職金要支給額に満たない場合には、引継ぎ時における職員の退職金要支給額を計算し、不足する場合にはその金額を退職給与引当金として計上する方法も考えられます。

3. 営業権

　承継者が前院長に対して、引き継ぐ資産から負担する債務を差し引いた金額以上の引継ぎ代金を支払う場合には、これを営業権として認識します。この営業権は減価償却の対象資産として計上し、5年間で償却します。

4. 医療法人の場合

　医療法人の承継には、経営の承継と出資持分の承継があります。

　経営の承継は理事長の交代により行われます。社団医療法人の場合、後継者は医療法人の社員となり、理事長に就任することを検討する必要があります。

　出資持分の承継は、医療法人の出資持分の評価が高くなっていることがあるので、後継者が出資持分を承継するかどうかは経営の承継と別にして検討する必要があります。

Q4 M&Aでの事業承継のポイントは？

A M&A で病医院を売却すると決めたら病医院の業績を改善し、財務内容を明確にしておく必要があります。

解　説

親族内での事業承継ができないことや、資金繰りの悪化、医師不足等の理由により、病医院を売却する方法で事業承継をすることもあります。

1. M&Aに向けた準備

病医院の評価を高めるためには次のような対策が必要です。
① 財務内容を明確にする。
② 病医院に不必要な資産は残さない。
③ 院長個人との取引を明瞭にしておく。
④ 個人との不必要な貸し借りは精算しておく。
⑤ 不動産の賃貸借取引等を明瞭にしておく。
⑥ 経費の個人的支出の負担がないよう費用支出を明瞭にしておく。
⑦ 定款のほか、次の各種書類を整備しておく。
　○議事録
　○権利証、契約書
　○各種届出書
　○院内の各種諸規定
　○病医院の概況説明書
　○財産目録、財務諸表、税務申告書等の書類
　○従業員名簿、賃金台帳、就業規則

M&A 計画の秘密は外部には漏洩しないよう十分注意することが必要です。病医院内の役員、職員に対しても報告する時期が到来するまでは秘密にして

進めることが必要です。

2. M&Aの実行

　M&Aを行う時には、通常仲介業者を通して買い手側と売却金額や役員の処遇、職員の雇用等の条件を交渉し、基本合意書を結びます。基本合意をした後で、買い手側による病医院の調査が実施されます。

　調査は準備されている資料以外にも、次のように詳細な調査が行われます。

① 医療事故などがないか。
② 回収不能債権がないか。
③ 診療報酬請求に不正がないか。
④ 社会保険料や租税などの滞納がないか。
⑤ 債務保証などの簿外債務がないか。
⑥ 会計処理は適正に行われているか。

　この調査で問題があった場合には、基本合意の内容が変更になることもあるので、病医院にとって都合の悪いことでも隠すことなく買い手側に開示することが必要です。

3. 売買契約書の締結

　買い手側の調査が終了したら、両者で売買契約書を締結し、病医院の事業譲渡価額、出資持分の譲渡価額、譲渡の時期、譲渡代金の決済方法等を決定します。

　その後、買い手側は社員総会で出資者や社員の交代を決め、理事会で新しい理事長を選任することになります。

<M&Aの手続きイメージ図>

売り手側		仲介者		買い手側
仲介の契約 機密保持契約 情報提供	→ ← →	概要書作成 条件交渉	→ ← → →	概要書の説明 機密保持契約 詳細説明
基　本　合　意　書　の　締　結				
買　い　手　側　の　買　収　監　査				
売　買　契　約　の　締　結				
資　金　決　済				

第8章 病院・診療所の事業承継

Q5 持分ありの医療法人の第三者への事業承継のポイントは？

A 経過措置型医療法人の第三者への承継において最も大切なことは、当事者間の充分な合意形成です。また、単なる法人格の売買にならないよう実体を伴う承継が望まれます。

解説

医療法人の事業承継の形態として、後継者がいない場合は、医療法人の「譲渡」「合併」「解散」のいずれかを選択することとなります。医療法人の第三者への譲渡では、出資持分を譲渡することになり理事長を交代します。

1. 意外に厳しい第三者への承継

承継する場合の価格は、売り手と買い手が合意した価格ですが、医業承継の場合、営業権（将来の超過収益力に対する対価）をどう考えるかが両者で大きく異なる場合が多いと思われます。従業員の引継ぎについても、院長が代わることによる混乱がないようにしなければなりません。後継者のドクターが勤務医として何年か従事しながら、地域の信頼も得てから院長を交代するのが一番望ましい承継でしょう。承継対策は早めに取り組みたいものです。

また、地域によって異なりますが、準備段階で手続き上の行政の協力を得ることも重要であり、行政への届出事項の変更がすみやかに行われるよう注意しなければなりません。

2. 医療法人の持分の承継

出資持分の譲渡や贈与に関する規定は、医療法にはありませんので、実際には、定款で禁止されていなければ出資持分の譲渡や贈与は可能と言われています。出資持分は法人の出資者となる権利であり、その譲渡は有価証券の譲渡として申告分離課税により課税されます。

Q6 持分の定めのない医療法人への移行促進とは？

A 出資持分に対する相続税課税や払戻し請求により、医療法人の存続が脅かされないよう、医療法人制度が非営利性を担保しながら継続性を確保することを目的に持分なし医療法人への移行が求められています。

解説

持分の定めのない医療法人への移行が促進されていますが、税制上の問題が障害となり進んでいません。医療法人の代表者も高齢化が進んでいる現状で、相続税の課税強化も重なり、対策が必須となっています。税制上の問題を理解したうえで、経過措置型医療法人がとることのできる選択肢を検討することになります。

1. 出資持分を放棄した場合の課税関係

経過措置型医療法人が、同族経営を確保したまま財産権を放棄して、「基金拠出型医療法人」か「出資持分の定めのない一般の医療法人」に移行した場合は、医療法人を個人とみなして贈与税課税が生じる場合があります。贈与税負担が大きくても、納税においては金融機関からの融資によることも可能と思われますので、事業承継対策の選択肢のひとつとなります。

公益性の高い非同族経営を目指す場合は、出資持分（財産権）を放棄して、「特定医療法人」あるいは「社会医療法人」へ移行することができます。移行時の法人への贈与税課税も生じません。また、移行後、「特定医療法人」は法人税の軽減税率が適用されます。「社会医療法人」は、公益法人並みの優遇税制が受けられ、医療保健業に係る収益については法人税は非課税となります。

2. 出資持分を放棄しない場合の課税関係

　出資持分に含み益が生じていれば相続税負担が大きくなります。また、出資社員の退社に伴う払戻し請求も高額となります。出資持分を払い戻すときは、出資額を超える部分は配当所得として課税されます。

3. 税制上の対応

　医療法人は、一般企業と異なり、事業承継にかかる相続税・贈与税の納税猶予制度の適用対象外です。この問題の回避のため、認定医療法人への移行に係る納税猶予制度が平成26年度の税制改正で導入されました（p.246参照）。

Q7 基金拠出型医療法人の設立又は移行による事業承継とは？

A 基金拠出型医療法人は持分の定めがなく内部留保に相続税が課税されないため、事業承継においての医療法人成りのメリットが再認識され、設立数も7,500件を超えています。

解説

設立されている基金拠出型医療法人は、開業医の診療所の新規法人成りがほとんどです。持分の定めがないので、相続時には基金の評価は券面額評価となり、医療法人の資産及び留保利益には相続税がかかりません。

1. 基金制度と拠出型医療法人

第5次医療法改正（p.262参照）により、持分ありの医療法人の設立はできなくなり、2007（平成19）年4月1日以後に設立申請される社団医療法人は、金銭等の出資によらず、拠出により設立されています。

基金制度は、剰余金の分配を目的としないので、出資持分の概念はなく、退社時や解散時に持分に応じた払戻しはできません。基金は、医療法人が返還義務を負い、基金の拠出した額を限度に返還が受けられます。基金の相続評価は券面額評価なので、残余財産の権利がないため将来相続財産が増加せず、相続・事業承継にも有利となります。相続開始時には、拠出した基金の金額以上の相続税評価額となることはありません。

なお、解散等の場合には残余財産が国等に帰属されることが問題点として指摘されていますが、医療法人に留保された利益を退職金で回収することも可能といわれています。法人を承継する場合は、社員総会で社員と理事が交代し、理事会で新たな理事長を選任することで医療法人の承継となりますが、同時に、前理事長に退職金を支給することになります。将来に事業承継する場合も、承継前の適正な役員退職金の支給を準備計画すべきでしょう。

2. 経過措置型医療法人から基金拠出型医療法人への移行

　大きな内部留保と含み益がある既存の持分あり医療法人が、基金拠出型医療法人へ移行することは、相続税・事業承継対策となりますが、ハードルは高いと言えます。定款変更により持分なし医療法人へ移行した際、相続税又は贈与税の負担が不当減少する場合、医療法人を個人とみなして贈与税課税が行われます。

Q8 一人医師医療法人承継時の持分払戻し・譲渡とは？

A 含み益のある出資（持分）について、事業承継時に定款に基づき退社して出資額に応じて払戻しを受ける方法と、社員として入社する承継者が出資持分を譲り受ける方法があります。

解説

剰余金が蓄積されている持分ありの医療法人の承継において、持分を持つ社員の退社時には、定款に基づき出資額に応じた額を医療法人から払戻しを受けることになります。後継者に出資持分を譲渡する場合は、入社する後継者個人が負担して、出資持分を譲り受けることとなります。

1. 医療法人の事業承継増加の背景

譲渡側の理由	承継側の目的
・親族に後継者候補がいない（医師であっても継がないケースが増加） ・一人医師医療法人設立後20年以上経過した理事長の退職が予想される（平成元年〜4年に16,711件設立） ・突発的な譲渡（院長の急死、経営難等） ・計画的な譲渡（診療・医院経営に固執せず高齢化しないうちに引退後の生活を優先する）	・開業ラッシュによる競争激化により、既存の安定した診療所を引き継ぎたい ・分院展開が目的 ・医療機関への参入（介護・福祉との連動）

2. 出資持分譲渡及び入社・退社方式による事業承継の留意点

出資持分譲渡と入社・退社方式は、ともに持分の定めのある社団医療法人の出資者の交代による事業承継に活用される手法です。承継の方法についての違いを正確に理解して検討することが必要です。

第8章 病院・診療所の事業承継

出資持分譲渡	入社・退社方式
〈出資持分譲渡（直接売買契約）による方法〉 ・買い手が入社（医療法人の社員に就任）した後、出資持分の譲渡を行う	〈社員と出資者の交代による方法〉 ・買い手があらかじめ社員に就任する必要はないが、社員に就任した後、社員間で出資持分の譲渡を行うのが望ましい ・売り手は、退社により出資持分に応じた払戻しを受ける（譲渡対価）
〔出資持分譲渡の効果〕 　医療法人が法人格ごと買い手に移転 　　↓ 　医療施設の開設・廃止などの手続きは不要 （役員変更の手続きは必要） 〔社員と出資者の関係〕 　財産を出資していない者も社員総会の承認があれば社員に就任できる 〔議決権〕 　出資のシェアにかかわらず、社員1人につき1個の議決権	〔必要な手続き〕 1．医療法人の譲渡契約の締結（基本合意書） 　（退社・入社を保証） 　　↓ 2．社員総会 　社員総会の手続きを経て、退社 　・出資持分に応じた払戻しを受ける 　（出資額を超える部分は配当所得） 　　↓ 　買い手が社員総会の承認（社員の過半数の同意）を得て社員に就任し、理事就任 　・必ずしも財産を出資する必要なし 　　↓ 3．社員総会 　・社員変更、役員変更決議 　・役員退職金支給 　・必要に応じて、建物賃貸借契約 　　↓ 4．社員総会 　・理事の辞任・就任 　　↓ 5．理事会 　・理事長の変更 　・管理者の選任 　　↓ 6．都道府県知事等への役員変更届及び理事長変更登記

Q9 医業継続にかかる相続税・贈与税の納税猶予制度とは？

A 持分ありの社団医療法人の持分を相続等で取得した場合、認定医療法人では移行計画の期間満了までその納税を猶予し、持分すべてを放棄した場合猶予税額が免除されます。

解 説

　医療法人の非営利性を明確にするため、厚生労働省は持分なしの医療法人への移行を推奨してきました。第5次医療法改正（p.262参照）で、持分ありの医療法人の新設は認められなくなりました。また、今後増加するであろう相続問題に対応すべく、持分なしの医療法人への移行計画の認定制度を開始しました。この移行支援制度は持分ありの医療法人が持分なしの医療法人へ移行する間に発生する相続税に対応するものと言われています。持分なしの医療法人への移行が望まれる暫定的な医療法人と言えます。

1. 認定医療法人制度の導入

　「持分なし医療法人」への移行計画の認定を受けた医療法人を「認定医療法人」といいます。2014（平成26）年10月1日より認定医療法人制度が開始され、認定のための移行計画の厚生労働省への申請期限は、2017（平成29）年9月30日までの3年間です。移行計画の認定の日から3年以内に出資持分を放棄すれば猶予税額は免除されます。出資者が持分放棄したことにより出資持分のない医療法人（社会医療法人・特定医療法人・基金拠出型医療法人等）への移行を促進するための方策のひとつと言われています。

　移行計画の認定から3年以内に移行しなかった場合、また認定の取消しが生じた場合には、猶予税額を納付することになります。また、基金拠出型医療法人に移行した場合には、猶予税額のうち基金に拠出した額に対応する猶予税額は納付しなければなりません。

2. 移行の現状

　医療法人は剰余金の配当ができないため、出資当初より財産価値が増加しているケースが多いでしょう。また、持分ありの社団医療法人の出資社員が退社する場合は、出資持分の返還を請求できる規定になっており、経営に携わらない出資者が多額の払戻しを請求することが問題となることもあります。

　反面、非課税移行して出資持分なしとなれば、相続税はかかりませんが、財産払戻請求権も残余財産請求権もなくなりますので、大きな財産を放棄することになります。第5次医療法改正で持分ありの医療法人の新設は認められなくなりましたが、2015（平成27）年3月末の医療法人数50,866法人のうち持分ありの医療法人が41,027法人で8割以上となっています。いったん持分なしの医療法人に移行した場合、持分ありの医療法人へ戻ることはできません。持分の放棄は非常に難しい選択です。

3. 医療法人への贈与税課税

　経過措置型医療法人から拠出型医療法人（基金拠出型を含む）に移行した場合、医療法人を個人とみなして原則贈与税が課税されます。出資持分を放棄したことによって、親族等の相続税・贈与税の負担が不当減少した場合です。不当減少をクリアするためには、運営組織が適正であること、同族親族等が役員等の総数の3分の1以下であること、医療法人関係者に対する特別の利益供与が禁止されていること、残余財産の帰属先が国等に限定されていること等が必要です。社会医療法人又は特定医療法人と同程度の公益性を満たす必要があります。

4. 融資制度

　移行計画の認定を受け、出資持分の払戻しが生じ資金調達が必要となった場合、福祉医療機構による、経営安定化資金（貸付限度額2億5,000万円の償還期間は8年、うち据置期間1年以内）の貸付けを受けることができます。

Q10 合併による事業承継のポイントは？

A 医療法人の事業承継方法として、事業譲渡や出資（持分）譲渡以外に合併があります。医療法において唯一定められた組織再編で、知事の認可を受けて効力が生じます。

> 解説

　医療法人も合併することができます。後継者がいない場合に、他の医療法人との合併により事業承継を行うことができます。通常は、権利義務を存続法人に承継させ、既存の事業を継続させる吸収合併が行われます。

1. 合併の形態と手続き

　社団たる医療法人は総社員の同意があるときに限り、また財団たる医療法人は寄附行為に合併する旨の規定があるときに限り、原則として理事の3分の2以上の同意があれば他の医療法人と合併ができます。医療法人の合併については、従来は社団同士間、財団同士間でしか認められていませんでしたが、社団と財団の合併が2014（平成26）年10月1日からできることとなりました。医療法人の合併にも新設合併と吸収合併の形態があり、知事（2以上の都道府県にまたがる場合は厚生労働大臣）の認可後、財産目録及び貸借対照表を作成し、債権者に対する公告（債権者保護手続）を経て、合併登記により合併の効力が発生します。

2. 出資持分の有無

　経過措置型医療法人（出資持分あり）同士による吸収合併は、経過措置型医療法人として存続できますが、新設合併の場合は、持分なしの医療法人となります。また、経過措置型医療法人と出資持分なしの医療法人との合併の場合は、出資持分なしの医療法人とされます。

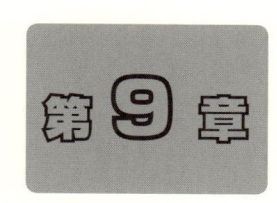

第9章 医療機関・介護施設の新規開業の傾向と金融機関の融資取組み事例

Chapter 9

Q1 医療機関の新規開業に対する金融機関の融資取組み姿勢は？

A 新規開業融資については、地域によって金利、返済期間等の諸条件について大きな差がありますが、比較的短期間で収益が安定し、貸倒率が低いことなどから医療分野に対する金融機関の貸出姿勢は、非常に積極的であると言えます。

解説

1. 新規開業ローン

　医療機関への新規開業融資において、金融機関同士の競争の激化により、貸出金利はここ数年で大きく低下しました。さらに保証人や担保を求めない融資の貸出上限金額も増加する傾向にあり、借手側からすると非常に融資を受けやすい状況が続いています。「医療機関向け開業ローン」として医療機関の開業に的を絞った独自の融資商品を持つ金融機関も多くありますし、商品化はしていなくても医療機関への新規開業融資は、他の業種の新規開業では考えられないような好条件を提示することが一般的です。

　また最近では金利以外の貸出条件で優位性をアピールするため、提示された金利には、団体信用生命保険料も含まれているものや、開業直後の資金繰りを考慮して、一定期間の元金据置、さらに設備資金も運転資金も一本化して、長期の返済期間を設定することも多くなっています。

2. 地域を超えて

　最近の傾向として、地方銀行においては、県境はもちろん近畿、四国、東海といった地方区分も超えて、積極的に開業案件を取り扱う銀行が出てきました。地元における人口減少から将来市場が小さくなることを見越しての商圏拡大や、地方都市の経済活動が停滞し、地元では新規の優良な融資先を見

第9章　医療機関・介護施設の新規開業の傾向と金融機関の融資取組み事例

つけられないことなどがその主な理由と考えられます。
　こうしたケースでは、ネームバリューも既存取引先もないところで市場を開拓しなければならず、当然ながらその対象地域の地元金融機関より好条件を提示してくることになります。

Q2 今後の開業傾向は？

A 医療・介護サービスの提供体制の改革と地域包括ケアシステムの構築に向け、外来中心の現在の開業スタイルは変わっても、在宅医療に関わる開業案件は、国の施策と医師総数の増加から今後も増え続けるものと予想されます。

解 説

1. 増え続ける医師の将来

　2007（平成19）年まで医学部の入学定員は毎年約7,600人でした。ところが地方における医師不足問題が起きてから毎年入学定員を増やし、2015（平成27）年度の入学定員は9,100人を超えました。この8年の間に定員数で1,500人、率で20％増加しています。

　そのような状況下、近い将来大幅に数の増える医師は、現在政府が推進する超高齢社会に対応する医療提供体制を考えると、病院に勤務してある程度の経験を積んだ後開業する場合には、在宅医療と関わりを持たざるを得ないものと予測されます。

2. 金融機関に求められるものは

　従来の外来中心の医院経営であれば、開業後はひたすら来院患者を待つという「待ち」の経営でした。しかし、「住まいを中心に、医療・介護サービスを切れ目なく提供する」という国の方針の下、これからの在宅医療中心の医院経営は、地域の医療機関や介護施設等との連携が重要なポイントになります。病院、高齢者施設、居宅介護支援事業所、訪問看護ステーション、地域包括支援センター等が連携先になりますが、面識のない施設を訪問することを苦手とする医師も多く、その際、金融機関が側面からでも訪問のサポー

第9章　医療機関・介護施設の新規開業の傾向と金融機関の融資取組み事例

トをすることができれば、大変喜ばれます。

　一般的に医院開業後は、返済も順調に進み、金融機関の担当者は院長面談の機会がなくなるというケースが多くあります。在宅診療でターミナルケアを行う医療機関は、常に新しい患者を確保していかなければ患者数を維持できません。一方、高齢者施設などでは積極的に在宅医療を担ってくれる医療機関を求めている施設もあります。金融機関は、医療機関と高齢者施設をうまく橋渡しできると、双方の発展に寄与できるとともに、地域の医療サービスの提供にも貢献できると考えられます。

Q3 銀行の融資枠で必要資金が調達できない場合は？

A リース会社の新規開業ローンを併用します。積極的に新規開業融資に取り組むリース会社があります。

解説

【事例】

(単位：万円)

内装工事	3,000	銀行借入れ	6,000
医療機器	6,000	リース会社	5,000
その他	550	自己資金	1,000
医師会入会金	450		
運転資金	2,000		
合計	12,000	合計	12,000

　この事例は、高額医療機器の導入により1億円を超える借入れが必要でしたが、担保不足で銀行1行の借入れだけでは必要資金が調達できませんでした。不足分は政府系金融機関からの借入れも検討しましたが、不動産の担保順位が問題となり、最終的には、リース会社の開業ローンを併用した案件です。

　リース会社の開業ローンは、医療業界でのリース事業の経験を活かし、基本的には不動産担保はとらず、融資にかかる審査時間も条件によっては2週間程度で、銀行等の審査期間と比較すると非常に短期間で融資の決裁がおります。しかし、借入れ時の事務手数料、繰上返済時の手数料等の通常の銀行融資では不必要な費用も生じます。

　このケースは、リース会社の融資が早々に決まり、必要資金の調達に目途が立ったこと、開業する医師のキャリアから事業計画も実現可能性が高い計画であったことなどから、医療関連の資格を有する配偶者を保証人として、

第 9 章　医療機関・介護施設の新規開業の傾向と金融機関の融資取組み事例

必要資金の残額が銀行から融資されました。
　この事例のように担保不足などにより、銀行だけでは必要資金の貸出しが行えない場合や、担保順位で金融機関同士の調整が難しいような案件では、リース会社の新規開業ローンを併せて利用する提案も考えられます。

Q4 福祉医療機構の融資制度とは？

A 診療所の建築資金、土地取得資金の調達先として、独立行政法人福祉医療機構（WAM）の融資制度は長期固定低金利で資金調達ができるため、資金調達先として検討する医師がいます。

解説

【事 例】

（単位：万円）

土地・建物代金	7,500	銀行借入れ	1,600
医療機器	2,000	福祉医療機構借入れ	5,000
その他	800	親族借入れ	2,800
医師会入会金	400	自己資金	2,300
運転資金	1,000		
合計	11,700	合計	11,700

1. 融資制度の注意点

無床診療所を開設する場合の福祉医療機構からの融資に関する主な注意点は、次のとおりです。

① 診療所不足地域のみ融資の対象となり、それ以外の地域は融資の対象とはならない（この地域については、福祉医療機構のホームページで確認できる）。
② 融資金額については一定の方法で算出した金額が融資限度額となり、必要資金全額の融資を受けることはできない。
③ 融資を受けて取得する不動産は、抵当権第1順位で担保設定される。
④ 繰上返済する際には「弁済補償金」が発生する。
⑤ 貸付け内定前に工事契約等をすると原則、融資対象にならない。

⑥ 申込窓口は市中金融機関になり、融資が実行される場合は代理貸付けとなる。

また、医療機器、運転資金についても融資制度の対象にはなりますが、返済期間が医療機器購入資金は5年以内、運転資金についても7年以内で、開業時としては短い設定です。

2. 市中金融機関の役割

無床診療所の開業希望者から福祉医療機構からの融資制度の利用を検討したいという希望があった場合、融資の実行は市中金融機関を通しての代理貸付けになるため、福祉医療機構に提出する書類作成や事務手続きは、相談を受けた銀行の融資担当者が行う場合があります。

借入申込者から提出された資料を元に、まず行内で審査を行い、そのうえで福祉医療機構に申し込むという流れになります。開業時期を念頭に置き、福祉医療機構の審査期間も考慮したうえでの対応が求められます。また融資実行後も事業完成報告書の提出を求められますので、担当者が手続きに慣れていない場合、思わぬ時間と労力を費やすことになりますので注意が必要です。

上記の事例では、福祉医療機構で調達しきれなかった必要資金の不足額1,600万円の融資を、相談を受けた銀行が医師の配偶者を保証人として実行しています。

Q5 金利以外で有利な条件とは？

A 融資の実行にあたり、①担保・保証人を求めない、②融資に団体信用生命保険が付保されている、③変動金利でも実質的には固定金利と変わらない等があります。

解説

【事 例】

(単位：万円)

内装代金	2,100	銀行借入れ	5,000
医療機器	2,000	自己資金	400
その他	200		
医師会入会金	300		
運転資金	800		
合計	5,400	合計	5,400

1. 医師は豊富な情報を持っている

　最近開業する医師は、先輩開業医等を通して融資条件についての知識が大変豊富です。いくつかの金融機関に融資相談を持ち込み、提示される条件を比較検討したうえで、地元の金融機関でというこだわりもなく、一番条件のいい金融機関を選択する傾向が顕著です。

　この案件は、最終的に地元の地銀と県外の地銀との競合の結果、不動産担保の提供を求めなかった県外の地銀が融資を実行しました。もともと、不動産を担保提供することについて抵抗があり、融資を実行した県外地銀は面談を重ねて、その医師の希望をきめ細かく拾い上げ、キャリア、事業計画、立地条件等を考慮したうえで、不動産担保を求めない条件を提示しました。開業後は、来院患者数も順調に伸び、開業2年目には黒字化しています。

第9章　医療機関・介護施設の新規開業の傾向と金融機関の融資取組み事例

開業を検討する医師が、金融機関側が想像する以上に融資条件について豊富な情報を持っている現在、その要望に対応できる柔軟な融資制度を持つことが開業案件を取り扱ううえで重要になってくると思われます。

2. 金利以外の条件

少し前まで固定金利といえば、政府系金融機関か銀行であればスワップもので比較的高めの金利、かつ、繰上返済時には違約金支払いというのが一般的でした。しかし、約定では変動金利となっていても行内基準金利が比較的高く設定されているため、昨今の市中の金利動向からみて実質的には借入時の金利が借入期間中は続くのではないかと思われる条件提示も出てくるようになりました。

また、提示された金利には団体信用生命保険料も含まれている提案も増加しています。これは万が一のときのため、借入れをする際に借入金相当額に対応する生命保険に新たに加入することがよく行われますが、負担する生命保険料は個人事業では経費処理ができません。しかし、この経費処理することができない生命保険料を金利に上乗せして借入金利息とすることで経費処理が可能となります。つまり、税金の負担まで考えたうえでの提案です。

診療所の新規開業融資の金利はかなり低下し、地域によってはこれ以上の低い金利の提示は難しいと思われるケースもあり、今後は金利以外のいろいろな優遇条件の提示が行われるものと予測されます。たとえば、行内職員のアンケートをもとに、駐車場のレイアウトを提案して採用された事例は、患者という利用者目線で、開業コンサルティングにまで踏み込んだものです。

また、開業後は、担当先の医療機関でインフルエンザの予防接種を受けたり、診察時間が終わった頃に顔を出すなど、少しの時間でもいいので、訪問する機会を多く持つよう心掛けると、開業当初で何かと不安を抱えている医師にとって、良き相談相手として、その後の長いお付き合いに発展することも考えられます。

Q6 個人が共同経営の診療所を開設する場合は？

A 2人以上の個人が集まって共同して1つの診療所を開設する場合があります。そのような場合、銀行融資は実行され難いケースがあります。

解説

【事　例】

(単位：万円)

内装代金	2,500	リース会社	7,000
医療機器	300	自己資金	100
その他	600		
医師会入会金	0		
運転資金	3,700		
合計	7,100	合計	7,100

　一般的に共同経営は、近い将来、意見が合わず仲違いして経営自体が不安定になる可能性が高いことや、経営が安定するまで共同経営者である複数家族の生活費を考慮すると、当初の運転資金としての貸出金額が多額になること等から、銀行が開業資金を融資しにくいケースがあります。

　上記の開業案件は、同じ病院で同じ診療科に勤務していた医師2人が、共同して診療所を立ち上げたもので、数行の銀行に相談しましたが、いずれも条件面で折り合わず、必要資金の全額を無担保でリース会社の開業ローンで調達した事例です。

1. 増加が予想される共同経営

　医師数の増加、医師気質の変化、在宅を中心とした医療提供体制への移行等々の理由から、今後、複数医師による診療所の共同経営が増加してくると予想されます。

事例の2人の医師は、開業時の資金負担、勤務時間、経営への関与、そして利益や損失もすべて1／2ずつにするという合意の下で開業しました。このような案件では、確かに一般的な憂慮すべきデメリットもありますが、2診体制で診察できるため患者の急増にも対応できることや、外来をしながら訪問診療にも対応できるというメリットもあり、この診療所は、開業後1年で相当な利益を出す診療所になりました。

2. 2人事業主における留意点

今回のケースでは、開業当初から法人を設立して、同額の役員報酬を取るというのが2人の意向に沿った一番良い方法ですが、開業当初から医療法人の設立を認める都道府県はわずかで、医療法人の設立申請要件として、個人で診療所を開設し、最低でも12か月の診療実績を求めるのが一般的です。そうすると民法第667条に規定する「組合契約」による共同経営が実態に合うものと考えられます。

医療機関の場合、保健所に開設届、地方厚生局に保険医療機関としての申請を行いますが、これらは連名では受理されず、どちらか1人の名前で書類を作成し、申請します。ただし、実態は共同経営なので、2人の間で「任意組合契約書」を作成して、損益や責任の分配について明確化し、税務上の届出や申告もそれぞれが事業主ということで各々が提出します。またこの事例のリース会社からの借入契約書については、「連名」という形式はとれなかったので、1人が主債務者でもう1人が連帯保証人という形での契約になっています。

〈参考資料〉医療法改正の変遷

	公布年月日・法律番号	施行日	主な内容
第1次改正	昭和60年12月27日 法律第109号	昭和61年6月27日 (②③は昭和61年10月1日)	①公的性格を有する病院の開設等の規制 ②医療計画制度の導入 ③医療法人制度の見直し（一人医師医療法人制度の創設 等）
第2次改正	平成4年7月1日 法律第89号	平成4年7月1日 (②③は平成5年4月1日)	①医療提供の理念を規定 ②特定機能病院と療養型病床群制度の創設（医療施設機能の体系化） ③広告規制の緩和
第3次改正	平成9年12月17日 法律第125号	平成10年4月1日 (①は平成9年12月17日)	①インフォームド・コンセントの法制化 ②診療所における療養型病床群の設置 ③地域医療支援病院制度の創設 ④医療法人の業務範囲の拡大（短期入所生活介護や老人居宅介護等事業等の在宅福祉事業の展開が可能に 等）
第4次改正	平成12年12月6日 法律第141号	平成13年3月1日	①一般病床と療養病床の区別 ②医療計画の見直し（基準病床数の算定 等） ③病院の必置施設の緩和 ④適正な入院医療の確保 ⑤広告規制の緩和
第5次改正	平成18年6月21日 法律第84号	平成19年4月1日 (①は平成19年1月1日)	①有床診療所に対する規制の見直し ②医療計画制度見直し等を通じた医療機能の分化・地域医療の連携体制の構築

	公布年月日・法律番号	施行日	主な内容
			③医療法人制度改革（持分なし医療法人に移行していない法人を経過措置型医療法人とし移行を促進、社会医療法人制度の創設 等） ④医療の安全確保（院内感染の防止、医薬品の安全管理体制確保 等）
第6次改正	平成26年6月25日 法律第83号	平成26年10月1日 （①のうち地域医療構想に関する事項及び⑤は平成27年4月1日、⑥は平成27年10月1日）	①地域における病床の機能の分化及び連携の推進 ②居宅等における医療の充実及び医療と介護の連携の推進のための医療計画の見直し ③医療従事者の確保 ④医療従事者の勤務環境の改善 ⑤臨床研究中核病院制度の創設 ⑥医療の安全の確保（医療事故に係る調査の仕組み等の整備 等）
第7次改正	平成27年9月28日 法律第74号	公布日から2年以内 （医療法人制度の見直しの一部は公布日から1年以内）	①地域医療連携推進法人制度の創設 ②医療法人制度の見直し ・医療法人の経営の透明性の確保 ・医療法人のガバナンスの強化に関する事項 ・医療法人の分割等に関する事項 ・社会医療法人の認定等に関する事項

＝執筆者等一覧＝

〈編集〉
内藤　博次（ないとう・ひろつぐ）医業経営コンサルタント・税理士、総合医業研究会　会長
海来　美鶴（うみき・みつる）医業経営コンサルタント・税理士、総合医業研究会　副会長
矢野　厚登（やの・ひろと）公認会計士・税理士、総合医業研究会　専務理事
酒谷　宜幸（さかたに・よしゆき）公認会計士・税理士、総合医業研究会　理事

〈第1章〉
石川　　誠（いしかわ・まこと）医業経営コンサルタント・税理士（Q1～5）
岡本　雄三（おかもと・ゆうぞう）医業経営コンサルタント・税理士（Q6～11）

〈第2章〉
佐藤　雅紀（さとう・まさのり）医業経営コンサルタント・税理士、総合医業研究会　理事（Q1・2・5）
丸山　定夫（まるやま・さだお）医業経営コンサルタント・税理士（Q3・4・6・7）

〈第3章〉
矢野　厚登（上掲）（Q1～5）
酒谷　宜幸（上掲）（Q6～10）

〈第4章〉
野中　康弘（のなか・やすひろ）医業経営コンサルタント（Q1～6）
船本　智睦（ふなもと・ともちか）医業経営コンサルタント・税理士（Q7～9）

〈第5章〉
石井　計行（いしい・かずゆき）医業経営コンサルタント・税理士・中小企業診断士・行政書士、総合医業研究会　副会長

〈第6章〉
遠藤　研一（えんどう・けんいち）税理士、総合医業研究会　理事（Q1・2、6～9）
神崎五十雄（かんざき・いすお）税理士、総合医業研究会　理事（Q3～5、10～12）

〈第7章〉
藤井　幹雄（ふじい・みきお）医業経営コンサルタント、総合医業研究会　理事（Q1～8）
上田　久之（うえだ・ひさゆき）医業経営コンサルタント・公認会計士・税理士（Q9～15）

〈第8章〉
関根　朝秋（せきね・ともあき）医業経営コンサルタント・税理士、総合医業研究会　理事（Q1～4）
浅井　　剛（あさい・つよし）医業経営コンサルタント・税理士、総合医業研究会　副会長（Q5～10）

〈第9章〉
板谷　一郎（いたや・いちろう）医業経営コンサルタント・税理士、総合医業研究会　監事

SiK 総合医業研究会

設立：1998（平成10）年10月
事務局：和歌山市道場町51番地（内藤会計事務所内）
URL：http://www.sik.jp
E-mail：info@sik.jp

　総合医業研究会は、「医療機関の安定経営を支援することにより、国民医療の向上に寄与すること」をビジョンとして、全国の病院・診療所に向け、経営支援サービスをご提供します。
　同じ理念を共有する専門家により、全国ネットワークを構築し、より幅広く高水準なニーズに対応できるよう、次のような充実したサービス提供体制を実現しました。
○独自のマーケティング理論に基づく診療圏調査
○融資の相談から金融機関交渉までの諸手続代行
○病医院特有の税制・労務管理へのきめこまかい対応
○経営判断に必要なシミュレーションツールの提供
○豊富な経験とデータに基づく高付加価値サービス　　etc.

医療・介護経営のポイントと改善アドバイス

2015年10月5日　初版第1刷発行
2016年8月1日　初版第2刷発行

編　集　　総合医業研究会

発行者　　酒井　敬男

発行所　　株式会社ビジネス教育出版社
　　　　〒102-0074　東京都千代田区九段南4-7-13
　　　　TEL 03-3221-5361（代）　FAX 03-3222-7878
　　　　E-mail info@bks.co.jp　URL http://www.bks.co.jp

落丁・乱丁はお取り替えします。　　　　　　　印刷・製本　蔦友印刷株式会社
ISBN978-4-8283-0574-5 C2034

　本書のコピー、スキャン、デジタル化等の無断複写は、著作権法上での例外を除き禁じられています。購入者以外の第三者による本書のいかなる電子複製も一切認められておりません。

ビジネス教育出版社の実務書

Q&A 不動産担保価値の基礎知識と減価のしくみ

不動産鑑定士 黒沢 泰／著　A5判・264頁　定価：本体2,800円＋税

　融資に際し不動産の担保価値を適正に見極めるための基本と土壌汚染地・埋蔵文化財包蔵地・アスベスト使用建物・高圧線下の土地などの特殊な減価要因を図表や現地写真等も交えてわかりやすく解説。

相続実務に役立つ "戸籍" の読み方・調べ方

小林直人（税理士）・伊藤　崇（弁護士）・尾久陽子（行政書士）・渡邊竜行（弁護士）／共著　A5判・248頁　定価：本体2,400円＋税

　相続人を確定させるために必要な戸籍の仕組み・基礎知識から取り寄せ方、読み方までを分かりやすく解説。旧法戸籍・現行戸籍とも豊富な実例を収録し、見方のポイントを明示。

銀行等代理店のための改正保険業法ハンドブック

弁護士　錦野裕宗・稲田行祐／共著
A5判・136頁　定価：本体1,800円＋税

　意向把握義務・情報提供義務の導入、乗合代理店に対する比較推奨規制など、改正内容の要点を分かりやすく解説。

公的年金知識を活かす 投信・保険セールス ケース別 アプローチ手法

社会保険労務士・CFP　沖倉功能／著
A5判・144頁　定価：本体1,600円＋税

　年金の「額」「制度」「時期」"3つの不足"を様々なケースに応じてカバーする投資信託・生命保険。その効果的販売話法を紹介。